I0488961

Estado, Salud y Gerencia
El Caso Venezuela

Lidia Nesterovsky   MSc.

USA, 2013

ESTADO, SALUD Y GERENCIA: EL CASO VENEZUELA
Lidia Nesterovsky MSc.
USA, June 2013
McCool Publishing House
Copyright © 2013 Lidia Nesterovsky
ISBN-13: 978-1484831816
ISBN-10: 1484831810
Library of Congress Control Number: 2013909210

A las manos que confortan, a los que cuidan con mística,

a las sonrisas que no huyen cuando tanta falta hacen.

Y aquellos que nadie ve pero que también están allí,

a veces tras la línea de fuego, a veces en plena batalla,

cuya labor pocos entienden y sus desvelos pocos conocen:

los gerentes.

AGRADECIMIENTO

The first person I want to acknowledge is my dear husband, Michael.

I can't explain enough how much his encouragement, heroic sacrifice, help, and loving support have meant to me throughout my studies and writing. He is for me the model of authentic subjectivity and self sacrificing love.

Dear Michael, without your help, support and sacrifice, this work would never have seen the light.

Al Dr. Gustavo Benítez Pérez, por su soporte y guía.
Quiero agradecer muy especialmente a todas aquellas personalidades que generosamente aceptaron compartir conmigo su tiempo y su conocimiento:
Dr. Jorge Díaz Polanco Fundación Amigos del Observatorio Venezolano de la Salud (FAOVS).
Profesor-Investigador del Centro de Estudios del Desarrollo (CENDES)
de la Universidad Central de Venezuela.
Dra. Marianella Herrera profesora e investigadora del CENDES-UCV
Dr. Alexis Bello A. Hospital de Clínicas Caracas
Dr. Ricardo Silva PHD., CCE. Unidad de Gestión de Tecnologías en Salud
de la Universidad Simón Bolívar

ÍNDICE GENERAL

INTRODUCCIÓN 1

CAPÍTULO 1: EL SISTEMA PÚBLICO NACIONAL DE SALUD (SPNS) 3

Aproximación histórica 3

Características del sistema 12

Estructura 13

Problemática del sistema 14

Retos y perspectivas 15

Plan Nacional de Salud 2009-2013 / 2018 18

CAPÍTULO 2: EL SISTEMA DE SALUD VENEZOLANO 22

El Problema de la data, cifras y estadísticas 27

Organizaciones Prestatarias de salud en Venezuela 29

¿Cuánto cuesta un enfermo? 38

CAPÍTULO 3: PROCESOS SUSCEPTIBLES DE SER MEJORADOS 42

Contextualización 45

Marco Legal 45

Mlisión, objetivos y metas 48

Plan Operativo Anual Nacional 49

Metas 51

Políticas Presupuestarias 57

Fuentes de Financiamiento para la Salud Pública 58

Fundación Misión Barrio Adentro (FMBA) 60

CAPÍTULO 4: DESCRIPCIÓN DEL DESEMPEÑO 69

CAPÍTULO 5: BRECHAS DE DESEMPEÑO 90

CAPÍTULO 6: ESTRATEGIAS ORIENTADAS A LA MEJORA DEL (SPNS) 95
La Dirección estratégica vista desde la complejidad 97
Complejidad y democracia en el cambio organizacional 98
Estrategias propuestas 99
Áreas estratégicas, tipos de gerencia, y objetivos estratégicos 102
Condiciones para la efectividad 106

CAPÍTULO 7: ESTRATEGIAS PROPUESTAS PARA EL FORTALECIMIENTO DEL SNPS 109

CONCLUSIONES 117
REFERENCIAS BIBLIOGRÁFICAS 121

ÍNDICE DE TABLAS Y GRÁFICOS

Tabla1: Venezuela, Indicadores básicos 12

Gráfico 1: El Sistema de Salud Venezolano 13

Tabla 2: MPPS. Organismos desconcentrados y entes descentralizados 21

Gráfico 2: MPPS Estructura organizativa Propuesta Funcional 26

Tabla 3: MPPS estadísticas FMBA I. 11 al 17 de febrero de 2007 27

Tabla 4: Establecimientos de atención médica en Venezuela 30

Gráfico 3: Estructura de gastos de los hogares venezolanos. BCV: 1997 al 2009 33

Gráfico 4: Estructura del consumo en salud. BCV 2010 34

Tabla5: Características de los siniestros reportados 2011 35

Tabla 6: Mercado asegurador, Costos de Pólizas HCM – año 2012 36

Tabla 7: Etapas de Barrio Adentro: I, II, III, IV 47

Tabla 8: Plan Operativo Anual Nacional: Políticas, Proyectos y Medidas 50

Tabla 9: Plan Operativo Anual Nacional: Políticas, Proyectos y Medidas 56

Tabla 10: Presupuesto asignado por sectores sociales para 2012 58

Tabla 11: Otras fuentes de financiamiento 59

Tabla 12: FMBA Proyectos Ejecutados 60

tabla 13: Características de los proyectos desarrollados por la FMBA 61

Gráfico 5: FMBA: Organigrama Estructural 62

Tabla 14: Recursos Transferidos FMBA 63

Tabla 15: Obras a iniciar. Programa Barrio Adentro IV (1ra. Fase) 66

Tabla 16: FMBA ejecución proyectos de construcción. Hospitales 67

Tabla 17: Patrones comunes: áreas gerenciales, dimensiones e indicadores 70

Gráfico 7: %. y tipo de Obstáculos Reportados por el MPPS Y FMBA 2011 92

Tabla 18: No. y tipo de Obstáculos Reportados por el MPPS Y FMBA 2011 93

Gráfico 8: Alineación determinante del desempeño organizacional 101

Tabla 19: áreas estratégicas, tipos de gerencia, y objetivos estratégicos 102

Tabla 20: áreas estratégicas, tipos de gerencia, y objetivos estratégicos 104

Tabla 21: Condiciones para la Efectividad 106

INTRODUCCIÓN

El Sistema Público de Salud Venezolano arrastra graves vicios, y sus componentes adolecen de fallas estructurales, estratégicas y organizativas que de una u otra forma, mantienen la repetición de tareas, el desorden, la incomunicación, la desorganización y la ambigüedad. Lo cual lo hace poco eficiente y como consecuencia los pacientes ven la calidad de su atención médica seriamente afectada.

La comparación de tres modelos gerenciales ampliamente utilizados a escala mundial, como lo son la Gestión de materiales y Procesos, la Gestión del Conocimiento y la Gestión de la Calidad, permite la generación de un marco de trabajo orientado hacia soluciones creativas para la problemática actual del sistema venezolano.

La intención de este trabajo es ampliar los conocimientos existentes en cuanto a la práctica gerencial en el sector salud acorde con los retos planteados por la dinámica actual, especialmente en lo que respecta al sistema venezolano.

La gerencia de salud es compleja y dinámica, características que se incrementan por la fenomenología actual. Enormes organizaciones y procesos, donde se relacionan casos médicos con recursos humanos, proveedores de servicios e inversionistas, gobiernos regionales y nacionales, servicios no médicos de outsourcing y finalmente el motivo de todo, los pacientes.

Desde la implementación de los estudios organizacionales, hasta las relaciones con las entidades prestatarias de salud, la gerencia de salud va de la mano con el desempeño médico, desenvolviéndose en diferentes áreas, en la intimidad de la sala de espera, el salón de lobbies de congresos y senados alrededor del mundo. Por ende, cualquier esfuerzo por comprender, ampliar, o actualizar esta área resulta importante.

A lo largo de este libro se pretende caracterizar el Sistema de Salud Venezolano y determinar en el mismo, procesos susceptibles de ser mejorados por medio de la adecuación de su praxis gerencial.

Finalmente, a partir de la caracterización y diagnosis de la realidad venezolana, se formularon estrategias susceptibles de ser aplicadas al sistema de salud venezolano, a fin de fortalecerlo.

Lidia Nesterovsky

CAPÍTULO 1

EL SISTEMA DE SALUD VENEZOLANO: EL SISTEMA PÚBLICO NACIONAL DE SALUD (SPNS)

Aproximación histórica

Una de las primeras visiones del sistema de salud venezolano, fue la proporcionada por el doctor José María Bengoa[1] en 1940, quien decía que para estudiarlo era necesario analizar primeramente todo lo relacionado con la vida del hombre en su conjunto: sus costumbres, la sociedad y el marco legal y ético en que está envuelto, etc. (Bengoa, 1992)

Desde una perspectiva histórica, ello es especialmente cierto en el caso que nos ocupa, pues para comprender el sistema venezolano, es imposible divorciar las características que lo integran.

Sobre la historia reciente del desarrollo de los sistemas de salud en Venezuela, no se ha escrito tanto como la importancia del tema lo amerita. También es importante resaltar la carencia de estadísticas en lo que refiere a muchos de los parámetros definitorios de la situación de salud, los cuales son la más de las veces sustituidas por apreciaciones y juicios de valor particulares por parte de los investigadores que lo reseñaron en cada época. Por lo que en este apartado nos hemos dedicado a seleccionar las ideas principales que nos parecieron importantes para describir la evolución histórica del sistema, en cuanto a las políticas de Estado, considerando al Gobierno Nacional en cuanto a las políticas de promoción de la salud y la manera como participó en la organización y el desarrollo de Sistema de Salud; enmarcado como lo recomienda Bengoa dentro de ciertas variables económicas y culturales de cada época.

A grandes rasgos, es posible distinguir las siguientes épocas: la etapa pre-moderna (1914-1936); la etapa moderna: la época de oro de la medicina sanitaria (1936-1945); la medicina venezolana a la vanguardia del mundo (1946-1965) el modelo curativo hospitalario (1966-98) el desarrollo paralelo de la atención primaria (1999-).

En 1914, bajo el régimen de Juan Vicente Gómez, con el descubrimiento de yacimientos en la costa norte del lago de Maracaibo, comienza para Venezuela la era petrolera, y poco a poco los ingresos proporcionados por este recurso fueron desplazando a los del cacao, el café, y demás rentas del agro y la cría; con grandes consecuencias para sus productores. Con la fundación de la Compañía Venezolana

---

1   El Dr. José María Bengoa, fundador del Instituto Nacional de Nutrición, la Escuela de Nutrición y Dietética de la UCV, la Fundación Cavendes, del programa de Alimentos Estratégicos (PROAL) y del Consejo Nacional de Alimentación. Era originario de Bilbao, España, llegó a Venezuela ya graduado de la universidad de Valladolid para ejercer la medicina en comunidades rurales del Edo. Lara. En 1944 fue nombrado Jefe de la Sección de Nutrición del Ministerio de Sanidad y Asistencia Social, además de ejercer como Miembro del Comité de Expertos, Asesor Interregional y Jefe del Departamento de Nutrición de la Organización Mundial de la Salud, y como asesor del Instituto Nacional de Nutrición, de la Fundación Polar y de la Dirección de Planificación del Conicit.

de Petróleo y el régimen de concesiones, Venezuela se convertiría en un estado mono productor, lo cual definiría su estructura sistémica, y por ende el desarrollo de todos sus sectores, incluyendo la salud.

Pese a las fabulosas ganancias que el Gobierno Nacional obtendría desde el inicio de la explotación petrolera, el pueblo venezolano tardaría muchos años en tener algún acceso a servicios de salud.

Los esfuerzos del régimen dictatorial de Gómez, fueron difusos e inefectivos y durante su mandato, la población, mayoritariamente rural (71%) y analfabeta (62%) enfrentó una dura existencia en medio de la insalubridad generalizada que cobijaba la muerte bajo el espectro de enfermedades endémicas. Signada por una esperanza de vida de tan sólo 42 años para los hombres y 38 para las mujeres y una alta tasa de mortalidad infantil, donde de cada 1000 nacimientos, 123 niños fallecían antes de llegar a su primer año de vida. (De Oliveira, 2000)

Sin embargo es importante resaltar el esfuerzo particular de, quienes comprometidos con el alto ideal sanitario, prestaron sus conocimientos, obtenidos en las mejores universidades francesas y alemanas (Dr. José Gregorio Hernández, Dr. Rafael Rangel, Dr. Luis Razzeti), para el desarrollo del parque médico nacional. Algunos de ellos lograron incluso la implementación de nuevas cátedras en La Universidad Central, tales como Clínica de las vías urinarias (1906), Clínica dermatológica (1908), Clínica oftalmológica (1910), y Clínica ginecológica (1912). Oras asignaturas se fundaron fueron Medicina terapéutica, en 1922, Toxicología (en el mismo año), radiodiagnóstico en 1925 y patología tropical 1926 (Cordero Romero, 1998)

El paludismo era la primera causa de muerte, que anualmente cobraba las vidas de 10,000 venezolanos e infectaba a más de 1 millón. (De Oliveira, 2000) Mientras que la malaria en 1936, afectaba al 50% del territorio nacional. (Buttó, 2002) Otras enfermedades de frecuente recurrencia eran la disentería, la anquilostomiasis, la cólera, la tuberculosis y el polio.

Las primeras campañas de salud se efectuaron en 1930 por el recién fundado Ministerio de Salubridad de Agricultura y Cría, aunque la orientación del mismo era básicamente desarrollar e institucionalizar la investigación agrícola y las ciencias agropecuarias. Se difundió alguna información sanitaria principalmente por medio de afiches, sobre la sífilis, el sarampión y los efectos del tabaquismo y el alcohol. También se promulgaron algunas leyes de alcance nacional, como la primera Ley de vacunación contra la viruela. También se iniciaron las inmunizaciones infantiles contra el tifus y el tétanos. (De Oliveira, 2000)

Tras la muerte de Gómez, en 1938, bajo el mandato del general Eleazar López Contreras, mediante la Ley de Defensa contra el Paludismo se declaró la guerra contra dicho mal, en la cual debería participar las autoridades federales, las estatales y las municipales. (Buttó, 2002)

Dos médicos e investigadores venezolanos regresaron a Venezuela para implementar los conocimientos y adelantos científicos adquiridos en Francia, y fundar las organizaciones de salud más importantes del momento, donde se habrían de articular todos los demás esfuerzos. El experto bacteriólogo Dr. Enrique Tejera París, quien instituye el Ministerio de Sanidad y Asistencia Social (MSAS); y el especialista en pediatría, el Doctor Pastor Oropeza, que creó el servicio nacional de puericultura y pediatría que posteriormente pasaría a llamarse Instituto Nacional De Puericultura.

También se incorporaron a esta cruzada sanitaria: José Ignacio Baldó (tuberculosis); Arnoldo Gabaldón (paludismo), Martín Vegas (lepra); Leopoldo García Maldonado (administración hospitalaria); Elías Benarroch (parasitosis); Darío Curiel (estudios estadísticos y epidemiológicos); Elías Benarroch (parasitosis); y Darío Curiel (estudios estadísticos y epidemiológicos); entre otros. (Buttó, 2002)

La época de oro de la medicina sanitaria

Tras la muerte de Juan Vicente Gómez, Venezuela entraría en un período de fuertes y rápidas transformaciones. En el área de la salud, los esfuerzos se concentraron hacia la sanitación y la prevención. En 1936, el Dr. Enrique Tejera París decidió solicitar apoyo a la División Internacional de Salud (DIS) de la fundación Rockefeller, en el área de sanitación rural, la construcción de un instituto de higiene y formación de personal especializado. Pero por los momentos sólo obtuvo el reinicio del programa de becas, y visitas de consulta con algunos especialistas de dicha División. (Vessuri, 2001)

El mismo año, el movimiento obrero venezolano, inspirado en la Ley Federal de la Republica de México, con la cooperación de la Organización Internacional del Trabajo, logra que la Oficina Nacional del Trabajo apruebe la Ley del Trabajo, que establece la creación del Seguro Social Obligatorio.

La cátedra de cardiología en el Hospital José María Vargas, se iniciará en 1937, por las gestiones del doctor Bernardo Gómez. Dicho Centro también albergaba una de las tres escuelas de enfermería que continuaban desarrollándose en Caracas, las otras dos estaban ubicadas en la Cruz Roja, y en el Hospital Municipal de Niños. (Bermúdez Arias, 2006)

Debido a la necesidad de controlar la producción de medicamentos y la comercialización indiscriminada de productos químicos, biológicos y farmacéuticos, en 1938 el Ejecutivo Nacional decreta la fundación del Instituto Nacional de Higiene (INH). (Ibarz, 2008)

Ese mismo año, se crea la División de Unidades Sanitarias del Ministerio de Sanidad, incluyendo por primera vez en su personal a una instructora de enfermería, la señorita Felícitas Vásquez.

En 1938 la "Escuela Normal Profesional de Enfermeras" inicia sus actividades con 24 estudiantes y a fin de continuar el proceso de profesionalización del ejercicio de la enfermería, que para la fecha ya contaba con 62 enfermeras, en 1939 se instituyó la Sección de Enfermería de Salud Pública. (Vessuri, 2001)

Entretanto el Ministro de Sanidad, doctor Tejera París, prosigue su trabajo con la fundación Rockefeller antorcha sería recibida por sus sucesores en esta misión, el doctor Santos Domínici y posteriormente el doctor Rafael López, Ministro de Educación, quien habría de formular los basamentos políticos de una escuela nacional permanente de enfermeras bajo la jurisdicción del Ministerio de Educación, cuya administración y programas fuesen independientes de los cambios políticos, y gubernamentales. Se buscaba formar una escuela de enfermería tipo internado en el Hospital J.M. Vargas, en la cual se formarían 40 estudiantes. (Vessuri, 2001)

Durante el periodo de López Contreras, se fundaron importantes instituciones de salud, al igual que sociedades científicas. Al respecto Butto menciona: la Sociedad Venezolana de Tisiología y Neumonología, la Sociedad Venezolana de Puericultura y Pediatría, la Sociedad Venezolana de Urología y de Obstetricia y Ginecología y la Fundación Venezolana contra la Parálisis Infantil.

Como coadyuvante en la atención médica, se incorporan servicios de Trabajo Social, tales como el Consejo Venezolano del Niño y el Instituto Nacional de Puericultura, mientras se reconstituyó la Junta de Beneficencia Pública del Distrito Federal, se creó el Instituto Nacional de Puericultura y se inició el programa de inspección sanitaria escolar. (Buttó, 2002)

Como un híbrido entre los Health Centers ingleses y los módulos de atención sanitaria de Fun-

Lidia Nesterovsky

dación Rockefeller, en 1939 se formaron las Unidades Sanitarias, las cuales brindaban a la población local atención primaria y preventiva. Las primeras comenzaron a funcionar en Valencia y Villa de Cura. Un año después con 40 unidades el concepto se había extendido a nivel nacional con 40 Unidades. También se implementaron medicaturas rurales en las cuales se trataban enfermedades contagiosas, se efectuaban servicios básicos de laboratorio, se controlaban embarazos y se llevaban estadísticas. (Buttó, 2002)

Para 1940 en Venezuela funcionaban 213 institutos asistenciales, con una capacidad de 14,000 camas con posibilidad de atender 2500 pacientes, entre los cuales se contaban: el Hospital de Niños, el Hospital Civil de Maracay, el Puesto de Socorro de Caracas, el Hospital de Los Andes, la Maternidad Concepción Palacios, el Hospital Policlínico de Los Teques, el Hospital Carlos J. Bello de la Cruz Roja, el Instituto de Oncología Luis Razetti, el Hospital Luis Razetti de Barinas y el Hospital Guárico de San Juan de los Morros, el Sanatorio Antituberculoso Simón Bolívar. (Buttó, 2002)

En 1940, siguiendo recomendaciones de la Fundación Rockefeller y a fin de garantizar la mejora de la profesionalización de las enfermeras enfocada hacia la Salud Pública a través de su adecuada formación y entrenamiento, el Gobierno Nacional crea por Decreto la Escuela Nacional de Enfermeras, bajo la dependencia del Ministerio de Sanidad y Asistencia Social. La misma estaría dirigida por un Consejo Directivo ad-honorem formado por personalidades públicas con criterios independientes y otros apuntados por el Gobierno. (Vessuri, 2001)

Para 1941, se construyeron 52 acueductos, cloacas, 4895 km de carreteras, y se establecieron programas como el de la leche sanitizada la cual se distribuía en la ciudad de Caracas, y la obligatoriedad de utilizar vasos de papel y servilletas en los establecimientos de preparación pública de alimento, las campañas de promoción para las consultas prenatales, y la atención médica durante el parto. Medidas que en su conjunto, crearon las condiciones requeridas para el crecimiento poblacional, y para 1941 la tasa de crecimiento se ubicaba en el 2.8%. (Buttó, 2002)

La llegada de un nuevo gabinete presidencial en 1941, en nada modifica la política establecida por López Contreras sino que al contrario, su nuevo presidente, Isaías Medina Angarita, se compromete a continuarla, intensificando la lucha contra la insalubridad y las enfermedades endémicas. Ello y la introducción masiva del uso de la penicilina, el DDT y la creación en 1944 del Instituto Venezolano de los Seguros Sociales (IVSS), transformarán definitivamente el ámbito de la salud en Venezuela, abriendo la puerta a la modernidad. (Buttó, 2002)

Durante el gobierno de M. Angarita se unifica la legislación Nacional Petrolera, y se promulga la nueva Ley de Hidrocarburos, cuya regalía se establece en el 16,66 % de la producción. Como consecuencia directa se profundiza el régimen de concesiones, llegando a repartirse en sólo10 meses seis y medio millones de hectáreas. (Rodríguez, 2006)

Según cifras del Centro Gumilla, para 1945, la tasa de mortalidad descendió al 2%; y un año después, la mortalidad infantil estaba en un 9.3%. La malaria, también disminuyó de una tasa de mortalidad de 3.5% al inicio del período de Medina Angarita, a 1.2% para 1946.

La medicina venezolana a la vanguardia del mundo (1946-1965)

En 1946 se creó la División de Hospitales (posteriormente El Instituto Nacional de Hospitales) y se retoma el compromiso de desarrollar una red pública hospitalaria.

En la constitución de 1947 se consagra por primera vez el derecho a la salud y la responsabilidad del estado como mandato constitucional. (Ministerio del Poder Popular para la Salud (MPPS), Ministerio del Poder Popular para la Planificación y Desarrollo (MPPPD), 2007)

Para 1950, Caracas contaba con 675.000 pobladores. Entre 1941 y 1950, la población se incrementó en un 24%, y la tasa de mortalidad disminuyó al 1.4%. La esperanza de vida se calculaba 53 años para los hombres y 55 para las mujeres. Un patrón similar se observaba en el resto del territorio nacional, con un colosal crecimiento poblacional. (Vessuri, 2001)

Para la época, la contribución de la actividad petrolera para el fisco nacional superaba el 60%. (Rodríguez, 2006) Con tales ingresos, el Estado se dispuso a subsidiar a los demás sectores.

En 1956, luego de 8 años de preparación, se inaugura el Hospital Universitario de Caracas, como instituto autónomo adscrito al Ministerio de Sanidad. (Benitez Guerra, 2006)

En 1958, es derrocado el dictador venezolano Marcos Pérez Jiménez, y se inicia un período de alternancia presidencial bipartidista signado por el llamado "Pacto de Punto Fijo". Ese mismo año, se modifica la Ley de Impuesto sobre la Renta, incrementándose el porcentaje para la Estado al 65 %, de un 50% que era en 1948. Además se estableció por decreto un organismo central para la planificación estatal CORDIPLAN, y se adopta un sistema de planificación integral de la economía.

En 1960, se funda según decreto No. 260, la Corporación Venezolana del Petróleo (CVP), primera estatal venezolana de petróleo; y poco después, la Organización de Países Exportadores de Petróleo (OPEP), integrada inicialmente por Arabia Saudita, Iraq, Irán, Kuwait, y Venezuela, celebra su sesión inaugural.

El esquema económico será básicamente proteccionista a través de la sustitución de importaciones, mientras se mantenía el nivel de endeudamiento bastante bajo, lo cual aunado al enorme ingreso petrolero, fundamentó las condiciones que permitirían la importación de planes de la Organización Panamericana de la Salud y demás organismos en plena Guerra Fría, conjuntamente con otros internos como el Programa de Vivienda Rural en la lucha contra el Mal de Chagas y la campaña antimalárica de Arnoldo Gabaldón.

Esfuerzos que rendirían frutos, Venezuela se convirtió en referente mundial de la lucha contra la malaria.

El modelo curativo hospitalario (1966-98)

Finalmente el área médica en Venezuela fue centro de gran interés. Comenzaron a multiplicarse las clínicas y tanto el sector público como el privado invirtieron grandes sumas en la adquisición de equipos y tecnología de última generación. La prevención y el saneamiento pasaron a un segundo plano.

El 6 de abril del año 1967, mediante Gaceta Oficial de la República de Venezuela N° 1.096, se promulga la nueva ley de seguro social obligatorio, la cual a partir de entonces regularía "las contingencias de enfermedad y accidentes, maternidad, invalides, vejez, sobrevivientes y paro forzoso." (Ley del Seguro Social, 1967)

Durante la década de los 70, importantes acontecimientos signaron el destino y el control de los recursos petroleros. En 1971, se publicó la Ley que Reserva al Estado el usufructo de la Industria del Gas Natural, en 1973 se produce la guerra árabe-israelí, causal del primer aumento extraordinario de los precios del petróleo, y finalmente en 1975, se promulga la Ley Orgánica que reserva al Estado la Industria y el Comercio de los Hidrocarburos, creándose Petróleos de Venezuela S. A. (PDVSA).

Paralelo al incremento de los precios petroleros, y gracias a mecanismos de manipulación política, grandes masas poblacionales fueron transferidas a las urbes, conjuntamente con emigrantes de otras latitudes, con lo cual se transformó el patrón poblacional y endémico, promoviendo el desarrollo de enfermedades propias del hacinamiento, la falta de higiene y la pobreza crítica.

Todo ello empeoró la situación sanitaria en general. Consecuencia directa de ello fue el incremento entre otras de la tasa de desnutrición y muerte materno infantil.

Pese a la impresión de enriquecimiento causada por los altos precios del petróleo –que registraban un incremento exponencial del 948% entre 1970 y 1980- y por el aumento de las compras efectuadas en mercados internacionales, la producción real petrolera venezolana al igual que la de otros miembros de la Organización de Países Exportadores de Petróleo (OPEP) había caído.

El sistema de salud público es percibido, al igual que los demás servicios públicos, como un mecanismo de obtención de votos, y como tal manejado bajo un criterio de improvisación, adoleciendo de mecanismos de planificación y control. (Pérez Lugo, 2008)

Se intentó cubrir las graves fallas estructurales del sistema económico con un incremento del endeudamiento externo, pero con ello sólo se empeoró más aún el panorama ya existente. En 1978, durante la Conferencia Internacional sobre Atención Primaria de Salud reunida en Alma-Ata URSS, expresó sus preocupaciones al respecto:

"La grave desigualdad existente en el estado de salud de la Población, así como dentro de cada país, es política, social y económicamente inaceptable y, por tanto motivo de preocupación común para todos los países." (OMS/OPS, 1978)

El caldo de cultivo para el desastre que se avecinaba estaba servido, y cuando en 1981 comenzaron a desplomarse los precios del petróleo, la economía venezolana cayó con ellos como un castillo de naipes.

Durante la década de los 80 se intentaría un viraje sustentado en un cambio económico, determinado por el pago de la deuda externa, a la cual se destinaba el 43 % del presupuesto nacional.

La situación de desigualdad social se agrava en el país, incrementándose las muertes infantiles y las enfermedades prevenibles, muchas debidas a la desnutrición.

También reaparecieron enfermedades como la malaria –que repuntó en los 90 debido al ingreso de un nuevo tipo asociada a la actividad minera no controlada, lo cual causó estragos entre la población indígena, siendo los estados más afectados son Bolívar, Sucre y Amazonas; y el dengue recrudeció.

Intentando solucionar la crisis de salud que se profundizó en los años 90, se inicia un proceso de descentralización cuyos ejes se basaban en la democratización de la salud, y en la transferencia de competencias del poder público.

Sin embargo, el Gobierno carecía de la voluntad política para echar a andar la redistribución del poder político y nunca se contó con un verdadero respaldo a las políticas de descentralización. En el caso de los servicios de salud, que fueron transferidos entre 1993 y 1998 a 17 de las 24 entidades federales de la República, este proceso se dio prácticamente sin la participación del Gobierno Central el cual acató esta estrategia como una forma de deslastrarse de los problemas que significaban muchos años de desatención a la población más necesitada y su exclusión del sistema sanitario. (Díaz Polanco, Institucionalización y reinstitucionalización de la salud: salud y hegemonía en Venezuela, 2006)

Surgieron nuevos modelos gerenciales de salud, entre los cuales cabe mencionar las juntas socio sanitarias y socio hospitalarias, los Sistemas Locales de Salud (SILOS), los llamados "Municipios Hacia La Salud", Fundaciones y Microempresas, no obstante jamás se logró desvincular la injerencia política en el sector, y no se logró la eficiencia esperada. La atención hospitalaria estaba signada por la falta de suministros y la suspensión de actividades, observándose a grandes rasgos: la discontinuidad de proyectos y gestiones, la ausencia de políticas de evaluación, control y seguimiento, la ineficiencia de las políticas sanitarias en general. (Pérez Lugo, 2008)

Luego de las elecciones Presidenciales de 1999, se convoca una Asamblea Nacional Constituyente (ANC) y un año después se otorga al recién electo Presidente, Hugo Chávez podres especiales para legislar.

A los efectos del diseño del SPNS, se designó una Comisión Presidencial para recoger el consenso de los más de 40 actores involucrados en la que apareció como inminente reforma del sistema de salud. Esta Comisión Presidencial tenía como metas: 1. Desarrollar y hacer efectivo el mandato constitucional de garantizar la salud como derecho social fundamental. 2. Regular todo lo relacionado con la salud integral de la persona y la colectividad. 3. Regular la organización, funcionamiento y financiamiento del Sector Salud.

En sitios públicamente identificados, comenzó su labor de escuchar a los actores y recibir propuestas para la nueva Ley y para el SPNS que debería estructurarse de acuerdo al mandato Constitucional y a las metas fijadas. En ese sentido, se recibieron más de 50 propuestas, se celebraron reuniones y asambleas con más de 40 actores del sector, se hicieron consultas específicas a los trabajadores de la salud y se invitó a expertos internacionales como conferencistas y asesores.

Luego de varios meses de trabajo, la Comisión redactó un proyecto de Ley Orgánica del SPNS, en el cual se destacaban los elementos y principios fundamentales del futuro SPNS, a saber: Único, Descentralizado, organizado como un sistema intergubernamental (SIS); Participativo, Intersectorial, Financiamiento y Provisión Públicos.

El carácter único del sistema apuntaba hacia la necesidad de reunir, bajo una sola rectoría, a todos los sistemas públicos existentes en el país. Finalmente, se establecía un lapso estimado de 10 años a los efectos de la consolidación del sistema y se planteaba la necesidad de sustituir el régimen contributivo de atención médica del IVSS e ir convirtiendo progresivamente el financiamiento del SPNS en un sistema básicamente tributario de origen fiscal. Para ello, debía lograrse también la unificación temporal de las diversas fuentes de financiamiento en una suerte de Fondo Nacional de Salud, todo ello edificado sobre la suposición de una economía saneada y en crecimiento, una reforma fiscal y tributaria y criterio claros en materia de política redistributiva.

En términos de los arreglos institucionales del sector, estas propuestas estaban planteando, implícita o explícitamente, la desaparición del IVSS, considerado como una de las instituciones más corruptas del país que en el pasado había hecho manejos dolosos de los fondos de pensiones y de atención médica, con una enorme deuda interna y una gran incapacidad operativa. Ello implicaba al mismo tiempo, un cambio radical en la concepción de la Seguridad Social, virtualmente inexistente en el país. Los "seguros sociales" habían venido funcionando sólo para los trabajadores formales, en forma esencialmente curativa y rehabilitadora y con discutibles niveles de efectividad y calidad (Díaz Polanco, Institucionalización y reinstitucionalización de la salud: salud y hegemonía en Venezuela, 2006)

La Constitución de 1999 en sus artículos 83 a 86 reconoce la salud como un derecho y señala la obligación del Estado de garantizarlo. A tal sentido prevé la creación de SPNS:

Para garantizar el derecho a la salud, el Estado creará, ejercerá la rectoría y gestionará un sistema público nacional de salud, de carácter intersectorial, descentralizado y participativo, integrado al sistema de seguridad social, regido por los principios de gratuidad, universalidad, integralidad, equidad, integración social y solidaridad. El sistema público nacional de salud dará prioridad a la promoción de la salud y a la prevención de las enfermedades, garantizando tratamiento oportuno y rehabilitación de calidad. Los bienes y servicios públicos de salud son propiedad del Estado y no podrán ser privatizados. La comunidad organizada tiene el derecho y el deber de participar en la toma de decisiones sobre la planificación, ejecución y control de la política específica en las instituciones públicas de salud. Artículo 84 de la (República Bolivariana de Venezuela, 2000)

En su artículo 85, incluye la posibilidad de la integración financiera de dicho Sistema, abarcando tanto los recursos fiscales como las cotizaciones obligatorias de la seguridad social y cualquier otra fuente de financiamiento que determine la Ley:

El financiamiento del sistema público nacional de salud es obligación del Estado, que integrará los recursos fiscales, las cotizaciones obligatorias de la seguridad social y cualquier otra fuente de financiamiento que determine la ley. El Estado garantizará un presupuesto para la salud que permita cumplir con los objetivos de la política sanitaria. En coordinación con las universidades y los centros de investigación, se promoverá y desarrollará una política nacional de formación de profesionales, técnicos y técnicas y una industria nacional de producción de insumos para la salud. El Estado regulará las instituciones públicas y privadas de salud. Artículo 85 de la (República Bolivariana de Venezuela, 2000)

El artículo 86, está enfocado a la seguridad social como derecho:

Toda persona tiene derecho a la seguridad social como servicio público de carácter no lucrativo, que garantice la salud y asegure protección en contingencias de maternidad, paternidad, enfermedad, invalidez, enfermedades catastróficas, discapacidad, necesidades especiales, riesgos laborales, pérdida de empleo, desempleo, vejez, viudedad, orfandad, vivienda, cargas derivadas de la vida familiar y cualquier otra circunstancia de previsión social. El Estado tiene la obligación de asegurar la efectividad de este derecho, creando un sistema de seguridad social universal, integral, de financiamiento solidario, unitario, eficiente y participativo, de contribuciones directas o indirectas. La ausencia de capacidad contributiva no será motivo para excluir a las personas de su protección. Los recursos financieros de la seguridad social no podrán ser destinados a otros fines. Las cotizaciones obligatorias que realicen los trabajadores y las trabajadoras para cubrir los servicios médicos y asistenciales y demás beneficios de la seguridad social podrán ser administrados sólo con fines sociales bajo la rectoría del Estado. Los remanentes netos del capital destinado a la salud, la educación y la seguridad social se acumularán a los fines de su distribución y contribución en esos servicios. El sistema de seguridad social será regulado por una ley orgánica especial. Artículo 85 de la (República Bolivariana de Venezuela, 2000)

Trece años después la ley Orgánica que sustentaría al SPNS, no ha sido aprobada, y Venezuela continúa carente de una normativa legal que enmarque y regule la prestación de los servicios de salud.

El desarrollo paralelo de la atención primaria (2003-).

A partir del año 2003, surge el modelo de la Misión Barrio Adentro. Entretanto, el Gobierno Nacional reforma el Ministerio del Poder Popular Para la Salud (MPPS), fusionando o eliminando algunos departamentos u organizaciones conexas. El nuevo Ministerio es la resultante de su fusión con el Ministerio de la Familia, la Comisión Nacional de la Mujer (Conamu) y la Fundación Centro de Estudios Biológicos sobre el Crecimiento y el Desarrollo de la Población Venezolana (Fundacredesa).

Internamente, se dividió en cuatro Direcciones Generales, una Dirección General del Despacho, Direcciones Estadales de Salud y Desarrollo Social, y dos Viceministerios, uno de Salud y otro de Desarrollo Social. El Viceministerio de Salud, a su vez, contará con dos direcciones, una dirigida a la Salud Poblacional y otra a la Salud Ambiental y Contraloría Sanitaria, más una Oficina de Educación e Investigación. Eliminándose la dirección de malariología y saneamiento ambiental.

El Viceministerio de Desarrollo Social, se dividió en otras dos direcciones, la de Políticas y Planes y la de Evaluación y Control.

Como parte del Acuerdo Marco de Cooperación Cuba-Venezuela, se establece en su artículo IV, que la República de Cuba ofrecerá gratuitamente a la República Bolivariana de Venezuela servicios médicos, especialistas y técnicos de la salud para prestar servicios en lugares donde no se disponga de ese personal. A cambio, recibirían suministro de petróleo y sus derivados a precios solidarios con plazos e intereses preferenciales de pago. A partir de entonces, personal cubano por cantidades, se instalaría en las barriadas populares a fin de ofrecer atención gratuita a sus pobladores, quienes tendrían el deber de organizarse y en muchos casos, proveerles de alojamiento.

Desde el primer momento se plantea la consolidación de Barrio Adentro, suspendiéndose cualquier tipo de diálogo con sectores considerados opuestos, y se crea una Comisión Presidencial para su soporte, con la participación de los Ministerios de Energía y Minas; Salud y Desarrollo Social; Trabajo y Defensa; Petróleos de Venezuela, el Frente de Luchadores Sociales; Alcaldías, y entes financieros del Estado. Barrio adentro será directamente financiado por el Gobierno Nacional, y se creará un sistema administrativo paralelo al sistema de salud existente con anterioridad.

El modelo se expandiría modelo en un segundo y tercer nivel, generándose Barrio Adentro II y Barrio Adentro III. Para el año 2006 se construyeron 1612 módulos, permaneciendo en etapa de planeamiento 4618. Según cifras oficiales del ministerio del poder popular para la salud, desde su inicio, el Sistema Público Nacional de Salud (SPNS) hasta el presente, las cifras ascienden a 55 millones de consultas[2] en ese tipo de centros del segundo nivel.

No obstante, pese a la enorme inversión y promoción propagandística, las necesidades continúan a la vista y ciertamente los alcances de Barrio Adentro I, II y III, quedaban cortos ante las inmensas necesidades sanitarias de la población.

Se fue conformando una extraña trilogía, integrada por el MPPS, la Fundación Misión Barrio Adentro (FMBA) y el SPNS. Donde la FMBA se convertiría en la ¨punta de lanza¨ del SPNS, mientras que el MPPS los gerencia a ambos.

---

[2]   Datos oficiales, no verificados.

Características del sistema

Venezuela cuenta con una población de 28.384.132 (2009) habitantes, la relación entre los sexos es de cercana al 1:1 (50,2% población masculina, 49,8% población femenina, 2009). Aproximadamente 36% de la población global es menor de 17 años (10.065.954, 2009) y 8.3 % tiene 60 años o más. (Instituto Nacional de Estadísticas (INE), 2011)

Venezuela presenta un ritmo moderado de crecimiento, baja densidad poblacional y una tasa de migración negativa. Para el 2007, la tasa global de fecundidad era del 2,6, y por cada mil mujeres entre 15-19 años, se ubicaba en 90,5. Para el 2009 aproximadamente 88% de la población se concentraba en zonas urbanas y sólo 2.2% era indígena. (Instituto Nacional de Estadísticas (INE), 2011)

En Venezuela, los homicidios son la principal causa de muerte entre adolescentes varones de entre 15 y 19 años; el porcentaje de madres adolescentes es el 21% (2007); el VIH constituye la sexta causa de muerte en adolescentes y jóvenes entre 15 y 24 años; y el porcentaje de niños y niñas, menores de 5 años con desnutrición crónica es del 11,2% (2007). (UNICEF Venezuela)

Tres fenómenos han marcado el desarrollo demográfico de Venezuela: la disminución de la natalidad, el descenso de la mortalidad general y el incremento de la esperanza de vida. La tasa de natalidad se redujo de 36.0 en 1940 a 22.3 en 2004, mientras que la tasa de mortalidad general disminuyó de 16.3 en 1940 a 5.1 en 2007. La esperanza de vida se ha incrementado desde mediados del siglo pasado, cuando era de apenas 48 años, llegando a 75 años en 2008. (Bonvecchio, 2011)

Indicadores	1990	2000	2009
Tasa de mortalidad neonatal (por 1000 nacidos vivos)	16	12	10
Esperanza de vida a nacer (años)	72	74	75

Tabla 1: Venezuela, Indicadores básicos
Fuente: (World Health Organization (WHO), 2011).

Tamaño:

Para el 2000, el porcentaje del gasto en salud con respecto del PIB se calculaba en 5,7, habiendo descendido para el 2008 a 5,4.; y el porcentaje del gasto social en salud, respecto al gasto social total es del 16,6 (2008). [1]

Para el 2008, el gasto privado en salud como porcentaje del gasto total en salud, fue de 55,1%; mientras que el Gasto del Gobierno General en salud como porcentaje de su gasto total fue de 8,4. (World Health Organization (WHO), 2011)

Domicilio:

El Sistema Público de Salud, soporta una Red de 6.712 consultorios populares, puntos de consulta y consultorios habilitados, además de los 507 Centros de Diagnóstico Integral (CDI) que funcionan en todo el país.

29.996 cooperantes cubanos, incluidos médicos (13.020), odontólogos (2.938), licenciados en enfermería (4.170) y técnicos en salud (9.168), cuyos servicios son pagados con petróleo que Venezuela envía a Cuba. (Ministerio del Poder Popular para la Salud, 2010)

---

[1] Cifras en discusión.

Estructura

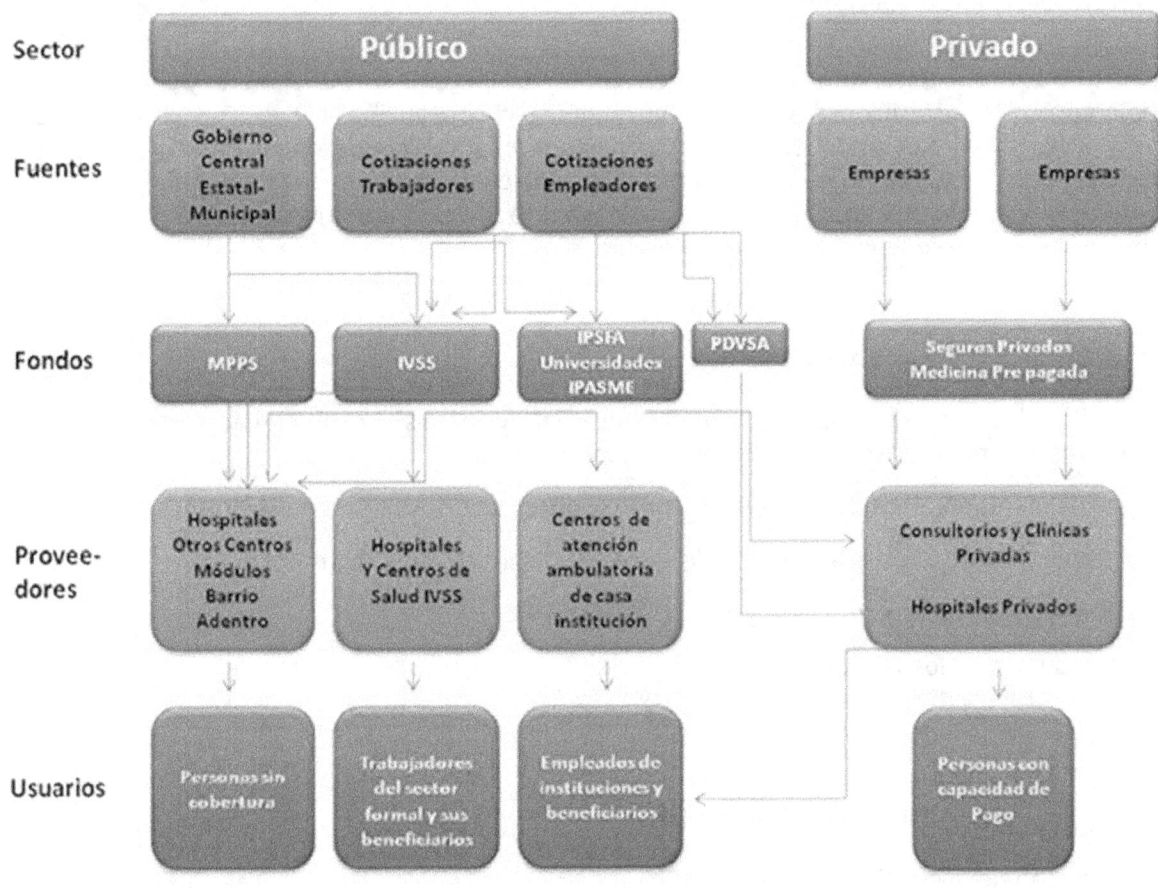

Gráfico 1: El Sistema de Salud Venezolano [1]
Fuente: (Bonvecchio, 2011)

1   IVSS es el Instituto Venezolano de los Seguros Sociales
IPASME: Es el Instituto de Previsión y Asistencia Social del Ministerio de Educación, Cultura y Deportes.
IPSA: Instituto de Promoción social de las Fuerzas Armadas
PDVSA: Petróleos de Venezuela

El sistema de salud venezolano, está integrado por un sector público y un sector privado. El sector público está constituido por el Ministerio del Poder Popular para la Salud (MPPS), organismos de salud descentralizados e instituciones de la seguridad social, entre las cuales se cuentan: el Instituto Venezolano de los Seguros Sociales (IVSS), el Instituto de Previsión Social de las Fuerzas Armadas (IPSFA), el Instituto de Previsión y Asistencia Social del Ministerio de Educación, Cultura y Deportes (IPASME), Petróleos de Venezuela (PDVSA) y los correspondientes a la universidades.

El sector privado está constituido por empresas prestatarias de salud y por compañías aseguradoras. Las empresas públicas como Petróleos de Venezuela (PDVSA) contratan servicios privados de salud. El sector privado se financia con el pago directo de los usuarios al momento de recibir los servicios o a través del pago de primas de seguros de salud. La atención se ofrece en consultorios y clínicas privadas.

El MPPS recibe financiamiento directo del Gobierno Nacional, estados y municipios. Cuenta con una Junta Ministerial y tres Viceministerios, que responden a: Redes de Servicios de salud, Redes de Salud Colectiva y Redes de Recursos para la Salud. Además cuenta con direcciones Estadales de Salud, entre las cuales se encuentran 14 Entres Adscritos.

El IVSS se financia con cotizaciones patronales, cotizaciones de los trabajadores y con aportes del gobierno. Ambas instituciones cuentan con su propia red de atención ambulatoria y hospitalaria. El IPASME, IPSFA y las universidades se financian con aportaciones de los empleadores y de los trabajadores. También cuentan con su propia red de establecimientos para atención ambulatoria, pero contratan los servicios de hospitalización principalmente con el sector privado, a excepción del IPSFA que cuenta con su red de hospitales. (Bonvecchio, 2011)

Problemática del sistema

La investigación efectuada por medio de entrevistas y análisis documental de literatura existente, arrojó como resultado que el Sistema actual venezolano:

- Es fragmentado, atomizado, monosectorial y poco integrado a la Seguridad Social
- Sus mecanismos para la asignación de recursos provienen de criterios políticos
- Ofrece un limitado acceso de la población a los servicios
- Baja calidad de los servicios en general

El Sistema actual carece de:
- Una Ley Orgánica de Salud actualizada
- Una contraloría efectiva y mecanismos de rendición de cuentas, revisión y evaluación
- Mecanismos de control integrados
- Políticas que garanticen el uso apropiado e integrado de sistemas de información y su apropiada utilización
- Políticas de incentivos para el personal médico

El Sistema actual presenta:
- Gerencia deficiente
- Graves problemas en cuanto a la emigración de personal medico
- Fuga de cerebros en el área científica y de investigación
- Cambios demográficos y en el perfil poblacional
- Cambios en el patrón epidemiológico

Retos y perspectivas

Desde sus inicios, Barrio Adentro (BA) fue recibido con grandes expectativas, encendiéndose un debate sobre su verdadero alcance. Mientras muchos lo alababan por la novedad que representaba, otros critican su establecimiento, completamente divorciado de los demás sectores nacionales, consolidándose a través del tiempo como un sistema paralelo de atención de salud cuyo financiamiento y gerencia no cumplen con los criterios de transparencia que exige el mundo moderno.

En un evidente contrasentido, como bien señala el Dr. Gustavo Benítez[1] :

De acuerdo con la doctrina internacional sobre los derechos humanos y las disposiciones contenidas en más de 70 tratados y convenios internacionales, en su mayoría suscritos por el Estado venezolano, la atención sanitaria en Venezuela presenta avances significativos en materia normativa pero, estancamiento en los procesos institucionales necesarios para llevar a práctica estas normas. (Benítez P., 2009, p. 129)

En cuanto a la cobertura y la eficiencia de sus servicios, llama la atención la inmensa diferencia existente entre las cifras oficiales y aquellas aportadas por otros organismos, como por ejemplo la "Red de Sociedades Científicas Médicas de Venezuela", Provea, y la Federación Médica Venezolana, entre otras.

También resulta notorio el contraste entre los recursos recibidos por la BA y los destinados a aquellos hospitales, como el Pérez Carreño, el Raúl Leoni, El J.M Vargas, el Hospital del Llanito, etc. Los cuales han sufrido un proceso de franco deterioro debido a sostenidas carencias presupuestarias.

A tal sentido varias Instituciones Nacionales se han pronunciado, haciendo un llamado a la conciencia colectiva, sobre lo que consideran una situación de alto riesgo. A continuación, entre ellas la Red de Sociedades Científicas Médicas de Venezuela, cuya Comisión de Epidemiología, observa:

Cierra el año 2010 con serias preocupaciones por el deterioro del estado de salud de la población, el impacto creciente de nuevos problemas y retos que se han acentuado en la última década, como la violencia en todas sus formas y los accidentes cuya carga de mortalidad y morbilidad afecta a toda la población, en especial a grupos de edad jóvenes. Hasta el punto que en su conjunto, estos problemas han pasado a ser la primera causa de mortalidad del país. Las enfermedades crónicas, degenerativas muestran tasas crecientes, especialmente, las enfermedades cardiovasculares, el cáncer, la diabetes mellitus y la enfermedad vascular cerebral, así como los trastornos mentales.

La transición epidemiológica compleja que nos caracteriza, explica que persistan problemas y enfermedades infecciosas que han sido controladas en otros países, junto a nuevas amenazas por la aparición de enfermedades emergentes y re emergentes que nos afectan, como el VIHSIDA, los brotes de la enfermedad de Chagas de transmisión oral, (2 en 2010) de fiebre Mayaro, (el mayor brote a nivel mundial en Ospino, estado Portuguesa) y de fiebre hemorrágica venezolana.

Las enfermedades endémicas como el dengue y el paludismo que habían sido controladas, presentaron epidemias en 2010, la primera la más importante en 21 años en número de casos totales, casos hemorrágicos, graves y fallecidos, mientras que el paludismo aportó las cifras más elevadas en los últimos 5 años; otras enfermedades transmisibles como la zoonosis, entre ellas la encefalitis equina venezolana, la fiebre amarilla y la leptospirosis, nos mantienen permanentemente en riesgo y nos amenazan, especialmente, luego de las intensas temporadas de lluvias, inundaciones y deslaves. Las infecciones respiratorias agudas y las diarreas se incrementaron. Hay una deuda no saldada de desnutrición a la que se agrega malnutrición, sobrepeso y obesidad en aumento.

---

[1]   El Dr. Gustavo A. Benítez Pérez, es un reconocido investigador, Médico y Profesor de Medicina en la UCV y Jefe de Cirugía III en el Hospital Clínico Universitario.

La mortalidad infantil ascendió 12,8 % en el último año y las cifras de mortalidad materna, 330 madres fallecidas por causas obstétricas en 2010, indican muy pobre avance en los cuidados de la salud de las madres y de los niños. El incremento de los casos de sífilis congénita es indicador de que no se está cumpliendo un adecuado control pre natal. 3 muertes por tétanos neo natal indican la debilidad y fallas en los programas de inmunización y erradicación de enfermedades prevenibles mediante vacunas.

La capacidad de respuesta institucional y la resolución a estos problemas se ha deteriorado en el país, la rectoría en salud es cada vez más débil. El sistema de salud se ha fragmentado y segmentado aun más, su dirección y liderazgo se ha dispersado y es difusamente ejercido; muchas de sus funciones sustantivas se han entregado a la Misión Médica Cubana. Se ha estimulado desde el gobierno un sistema paralelo de salud que compite por los recursos, por el poder de decisión, no cumple las normativas nacionales en salud y ha resultado costoso, asistencialista e inauditable. El MPPS aparece como una estructura ineficiente, decadente, incapaz de conducir y diseñar políticas, con escasa planificación y transparencia en su gestión; se ha soslayado el rigor técnico y científico de las decisiones, el ministerio no ha sido capaz de dar respuestas suficientes, sustentadas en la vigilancia epidemiológica, hace escaso uso de las normas y buenas prácticas, y no brinda a la población y a los profesionales de salud la información epidemiológica oportuna y necesaria. La re centralización de funciones en los dos últimos años ha acentuado su ineficiencia.

El saneamiento ambiental, la calidad y distribución del agua potable, los servicios de disposición de basura y desechos sólidos no llega a todas las comunidades y el control de vectores resulta insuficiente e intermitente.

Los programas de promoción de la salud no avanzan, la prevención de enfermedades transmisibles mediante vacunas muestra graves deficiencias e ineficacia. Los programas de salud de la madre y los niños muestran cifras inaceptables de mortalidad materna e infantil. La prevención de las enfermedades crónicas no transmisibles es dispersa y no ha logrado revertir las tasas en ascenso. Además, se identifican graves deficiencias en la provisión y la calidad de servicios de salud que aumentan las barreras de inequidad y no permiten el ejercicio universal de derecho a la salud y a la asistencia sanitaria de la población, especialmente de los más pobres.

La participación de los ciudadanos en la salud ha avanzado poco, más allá del discurso oficial, encuentra serios obstáculos en su libre organización, se encuentra cada vez más tutelada y dependiente política y financieramente del Poder Ejecutivo y de sus intereses ideológicos y proselitistas. Razón esta que desvía la misión de la participación ciudadana cuyo objetivo debe ser la salud de las personas, de las familias y de las comunidades. La información en salud, primer paso de la promoción y de la participación, ha sido sistemática y arbitrariamente obstaculizada desde los órganos de gobierno nacional.

Durante 2010, la red pública de hospitales ha acentuado su ineficiencia en todos los órdenes y las perversas y equivocadas políticas gubernamentales de recursos humanos, han producido la renuncia y el éxodo de numerosos profesionales de la salud altamente calificados y de aquellos en formación, por lo tanto, la conformación de los equipos de profesionales de la salud se ve impedida y con ello la oferta servicios integrales de calidad. (Red de Sociedades Científicas Médicas de Venezuela. Comisión de Epidemiología, 2011, p. 1)

La ley en la cual se basa la creación del SPNS, el Proyecto de Ley Orgánica de Salud, fue aprobado en primera discusión por la Asamblea Nacional y actualmente se encuentra en la Comisión de Salud de dicha Asamblea. (Proyecto de Ley Orgánica de Salud, 2004) Sin embargo, el proceso ya lleva 12 años, durante los cuales, dicha ley no ha sido aprobada en su estadio final, y por el contrario, desde el 2008, por decreto y sin consulta previa, el Gobierno Nacional ha procedido a centralizar progresivamente la red pública de establecimientos de salud.

Según su enunciado, la Ley Orgánica de Salud tiene como meta integrar "en un Sistema único de

Salud a todos los centros prestadores de este servicio en Venezuela que estén financiados parcial o totalmente por la vía fiscal, con la finalidad de articular una efectiva red sanitaria que abarque desde la prevención hasta la curación de las dolencias propias de cada región del país". (Proyecto de Ley Orgánica de Salud, 2004)

Manifestando que contempla "propiciar la participación ciudadana y la contraloría social a través de los Comités de Salud, afrontando el problema de fragmentación en este sector, donde coexisten sin políticas definidas los hospitales del Seguro Social, los del Ministerio de Salud y Desarrollo Social, los centros de salud fundados por gobernaciones y alcaldías, a los que se agregan la red del Ipasme y los servicios populares a cargo de instituciones benéficas." (Proyecto de Ley Orgánica de Salud, 2004)

Además:

- Contempla la creación de 3 niveles de atención integral a la salud basados en la experiencia de APS con la misión Barrio Adentro I y II (Artículos 26, 27, 28 y otros del Capítulo IV)

- Crea y desarrolla un sistema de incentivos económicos y no económicos. Se privilegiará el trabajo a tiempo completo o a dedicación exclusiva (Artículos 39, 40, 41)

- Crea un Sistema Nacional de Información en Salud (Artículos 42, 43, 44, 45 y 46)

- Promueve la investigación y el desarrollo tecnológico en salud mediante políticas de formación permanente de personal (artículos: 47, 48, 49, 50, 51, 52). Se crea la Comisión nacional de Evaluación de Tecnologías de la Salud (artículo 53)

- Se concibe un SPNS con alta participación ciudadana y control social (Artículos 54, 55, 56, 57, 58, 59, 60, 61, 62, 63 y 64). Incluye el derecho de los pueblos indígenas a la medicina tradicional

- Se estructura un SPNS fundamentado en la planificación que parte del nivel local con el diagnóstico situacional y la planificación en el área de cobertura del consultorio popular y se continua con las asambleas de salud y los consejos territoriales desde las parroquias (Artículos 55, 56, 57, 58 y 59)

- Se establece una contraloría fuerte (Artículos 65 a 90)

- Se establece un período de transición para ordenar la situación actual e implantar un nuevo y verdadero SPNS con la participación corresponsable, interdependiente y de cooperación entre los niveles político territoriales central, estadal, municipal y parroquial. (Proyecto de Ley Orgánica de Salud, 2004)

Entre los retos y perspectivas que se planean responder con el SPNS, se encuentran:

1.- Resolver el problema de fragmentación del financiamiento y la prestación de servicios

- Reducción de las iniquidades en salud

- Mejorar la calidad de la atención

- Establecer mecanismos para definir prioridades para la asignación de recursos, que deberán basarse en criterios de necesidades de salud y costo efectividad de las intervenciones, y no sólo en criterios políticos

2.- Resolver el problema de fragmentación del financiamiento y la prestación de servicios

- Mejorar los sistemas de información

- Crear o mejorar los mecanismos de rendición de cuenta y de evaluación de políticas

3.- Resolver la escasez de médicos y enfermeras del país, que se ha acrecentado con la presencia de personal de otros países

- La migración del personal médico calificado, y los cambios en el perfil demográfico y epidemiológico de la población ponen en riesgo la prestación de servicios de calidad y afecta la capacidad del sistema de salud para responder a los desafíos que enfrenta

4.- Crear "un sistema donde exista una interrelación de políticas desde el nivel central que pasen por el estadal, municipal, parroquial, niveles que se articularán a través de una política de salud nacional que tome en cuenta cada zona o región sanitaria, con la finalidad de atender la morbilidad que cada región tenga como problema".

Plan Nacional de Salud 2009-2013 / 2018:

Las directrices para la acción del MPPS, se encuentran contenidas en el Plan de Desarrollo Económico y Social de la Nación 2007-2013 "Plan Simón Bolívar- Primer Plan Socialista", bajo los principios de:

Gratuidad, universalidad, integralidad, equidad, integración social y solidaridad establecidos en la Constitución de la República Bolivariana de Venezuela, en este sentido el Ministerio del Poder Popular para la Salud direccionará esfuerzos en la integración del Sistema Público Nacional de Salud… considerando la unificación del sistema como estrategia para articular esfuerzos y evitar la dispersión de recursos, asumiendo el fortalecimiento de la capacidad rectora del Ministerio en la estructuración, organización y financiamiento de la red de servicios." (Ministerio del Poder Popular para la Salud, 2011, p. 54)

Hasta los momentos, la mayoría de los planes del Gobierno Nacional, se encuentran en fase prospectiva, y no existen estudios que permitan evaluar el impacto de las reformas en el sector sobre las condiciones de salud de la población. Se sabe, sin embargo, que la mortalidad materna ha aumentado, mientras que la mortalidad infantil no ha disminuido. Las enfermedades endémicas como el paludismo y el dengue también se han incrementado, y no existen programas nacionales para el abordaje de las enfermedades crónicas y sus factores de riesgo; y poco se ha hecho por atacar el problema del saneamiento ambiental y las condiciones de hacinamiento que se viven en las barriadas populares.

Todas estas limitaciones del gasto público en salud aquí expuestas, generan inequidad en cuanto al financiamiento y hacen que la cobertura universal de atención sanitaria sea insuficiente, por lo que el acceso a ésta depende de la capacidad de pago de las personas, en consecuencia, se puede inferir que el sistema público de salud actual no garantiza la cobertura plana del derecho a la salud y el acceso universal a los servicios. Estos servicios se encuentran cada vez más deteriorados e ineficientes desde el punto de vista institucional y financiero, y contribuyen de esta forma a la expansión de la atención privada y del consecuente gasto privado. (Lobo, 2010, p. 49)

Visto en su conjunto, la generación de un sistema paralelo de salud no ofrece respuestas a las grandes carencias estructurales que en materia de organización y gerencia presenta el sistema venezolano, y que en vez de ayudar ha contribuido a agravar la situación.

Este sistema paralelo de salud, el cual es un convenio Chávez-República de Cuba, sin el aval de nuestros cuerpos colegiados y federativos, el cual se inició en el 2003 y ofrece en el 2009 un rotundo fracaso a nivel de Bario Adentro I. Hasta el día de hoy no sabemos a ciencia cierta la inversión de capital transinstitucional y la calidad académica de los cooperantes de Cuba los cuales nunca presentaron baremo curricular de formación o especialización.

Esto es un hecho importante ya que el Estado ha demostrado una gran ineficacia en cuanto a la sinergia entre el sistema sanitario tradicional y el que intentan de nuevo, y la operación de los cambios profundamente sociales que implica la instauración y completo funcionamiento del SPNS.

Pareciendo mostrar aspectos muy importantes que son indiferentes y resistentes a la transformación. Pero es que además vale la pena preguntarse si el desarrollo de Barrio Adentro no resulta en la profundización del modelo biomédico más allá de los avances que representa en términos del rescate y revalorización de los diferentes niveles de atención y del sistema público nacional de salud como un todo. (Benítez P., 2009, p. 134)

Dentro de un panorama marcado por la incertidumbre, la eficiencia del Sistema de Salud en Venezuela está en tela de juicio, y mucho podría hacerse diseñando proponiendo y aplicando correctivos en el área gerencial. de salud, el cual, según la visión de sus creadores, permitiría romper con los vicios causantes del deterioro del sistema de salud, fallas estructurales arrastradas durante muchos años.

La situación del sistema se extrapolaba al resto de la realidad nacional, como un reflejo inequívoco de la misma. Crecían en su seno la ineficiencia, la corrupción, y el descontento. En aquel entonces resaltaban las grandes disparidades en el acceso a la salud, la ineficiencia administrativa, y la fragmentación.

Con la llegada de un nuevo Gobierno, la idea del Sistema Público Nacional de Salud logra insertarse dentro de un proceso todavía más ambicioso, que apuntaba a la reestructuración completa de la nación; y en la concepción de una nueva Carta Magna, quedan plasmados los principios fundadores de esta idea. Se buscaba sincerar el financiamiento con la tecnificación de los mecanismos de otorgamiento de recursos, partiendo de la premisa de que para que un sistema sea más eficiente, más eficaz, y más equitativo, debe haber coherencia entre el origen y la administración de los fondos. (Díaz Polanco, Entrevista, 2012)

De ahí en adelante, comienza un proceso de discusión abierta acerca de las características que debería tener un SPNS. Para ello, el Presidente (de la República) designa una Comisión especial que debería recoger todas las propuestas de los actores involucrados, Comisión que cumplió su cometido el cual se puede resumir en las siguientes gruesas características definitorias de lo que deberían ser los fundamentos esenciales del SPNS:

•   Único, para superar las deficiencias e ineficiencias producto del extremo fraccionamiento.

•   Descentralizado, lo cual suponía una profundización del proceso ya iniciado en 1989 pero, además, un compromiso claro y definido del gobierno central en materia de apoyo a los gobiernos regionales y ejercicio efectivo de la rectoría.

•   Con financiamiento público, progresivamente fiscal, de manera de contribuir significativamente a abolir las diferencias entre los estratos sociales y asegurar la eficiencia y eficacia del sector. (Díaz Polanco, La Década Bolivariana de Salud: Un Secreto Mal Guardado, 2010)

Dentro de la Asamblea Nacional, el germen del Sistema Público Nacional de Salud cobra fuerza y se gesta la Ley Orgánica de Salud, para sustentarla como corresponde, dentro de un marco legal y jurídico. Dentro de dicho Proyecto de Ley se consideran soluciones novedosas, enfocadas hacia la desfragmentación del mismo.

El planteamiento original del SPNS suponía la desaparición del Instituto venezolano de los seguros sociales, IVSS como prestador de servicios de salud y el paso de éstos a la administración descentralizada. Acababa con los seguros y creaba la seguridad, es decir adscribía los regímenes de la seguridad social a los ministerios correspondientes de manera que la seguridad social dejaba de privilegiar el vínculo laboral y privilegiaba el vínculo ciudadano, en otras palabras, tú tenías seguridad porque eras ciudadano, no porque eras un trabajador. (Díaz Polanco, Entrevista, 2012)

Ello suponía, desde luego, una redefinición de la seguridad social, en términos no laboristas, tema que fue el principal obstáculo para que la Ley propuesta consiguiera viabilidad entre la nueva clase en el poder ya que se identificó al IVSS con los intereses de los trabajadores, sin tomar en cuenta la historia de una de las instituciones más corruptas e ineficientes en Venezuela y, además, se perdió la oportunidad de diseñar un verdadero sistema de seguridad social para sustituir a los seguros sociales. (Díaz Polanco, La Década Bolivariana de Salud: Un Secreto Mal Guardado, 2010)

Trece años después, aquella Ley todavía no ha visto la luz, y el concepto original de lo que sería el Sistema Público Nacional de Salud, ha sufrido grandes y vertiginosas transformaciones. Entre éstas tal vez la mayor, fue la incorporación de la llamada Fundación Misión Barrio Adentro, que originalmente se conceptualizó como una extensión de lo que antes era el Sistema Primario de Salud, pero que al pasar el tiempo y con el desarrollo del proceso, terminó por constituirse en un sistema paralelo, con sus propios mecanismos de financiamiento, un personal operativo en Venezuela mayoritariamente cubano, con sus propios esquemas de trabajo y hasta nomenclaturas clínicas diferentes.

Luego de también numerosas transformaciones, el Ministerio del Poder Popular de la Salud, MPPS, se erige teóricamente como el organismo rector del Sistema Público Nacional de Salud, tutelando organismos desconcentrados y entes descentralizados.

Análogo al MPPS, continúa la existencia y vigencia del Instituto Venezolano de los Seguros Sociales (IVSS), adscrito al Ministerio del Poder Popular para el Trabajo y Seguridad Social, junto al Instituto Nacional de Capacitación y Recreación de los Trabajadores (INCRET) y el Instituto Nacional de Prevención, Salud y Seguridad Laborales (INPSASEL).

El Sistema de Salud Venezolano sigue siendo el mismo de hace trece años atrás, signado por políticas incoherentes, altamente ineficiente, atomizado y disgregado.

MPPS Ministerio del Poder Popular para la Salud	
Organismos desconcentrados y entes descentralizados	Entes Descentralizados Adscritos
Dirección Estadal de Salud del Estado Amazonas	Instituto Autónomo Hospital Universitario de Caracas (HUC)
Dirección Estadal de Salud del Estado Barinas	Instituto Nacional de Higiene "Rafael Rangel" (INHRR)
Dirección Estadal de Salud del Estado Cojedes	Servicio Autónomo Servicio de Elaboraciones Farmacéuticas (SEFAR)
Dirección Regional de Salud del Estado Delta Amacuro	Servicio Autónomo Hospital Universitario de Maracaibo (SAHUM)
Dirección Estadal de Salud del Distrito Capital	Servicio Autónomo Instituto de Biomedicina Fundación "José Félix Ribas" (FUNDARIBAS)
Dirección Regional de Salud del Estado Guárico	Fundación Hospital Cardiológico Infantil Latinoamericano Dr. Gilberto Rodríguez Ochoa
Dirección Estadal de Salud del estado Bolivariano de Miranda	
Dirección Regional de Salud del Estado Portuguesa	Fundación Misión Barrio Adentro 36
Dirección Estadal de Salud del Estado Vargas	Fundación de Edificaciones y Equipamiento Hospitalario (FUNDEEH)
Corporación de Salud del Estado Aragua	Sociedad Civil para el Control de Enfermedades Endémicas y Asistencia al Indígena, Estado Bolívar (CENASAI BOLIVAR)
Corporación de Salud del Estado Mérida	
Corporación de Salud del Estado Táchira	
Dirección Regional de Salud del Estado Monagas	Servicio Autónomo Instituto de Altos Estudios "Dr. Arnoldo Gabaldón"
Dirección Regional del Salud del Estado Nueva Esparta	Servicio Autónomo Centro Amazónico de Investigación y Control de Enfermedades Tropicales - Simón Bolívar (CAICET)
Dirección Sectorial de Salud del Estado Lara	
Fundación Instituto Carabobeño para la Salud del Estado Carabobo	Servicio Autónomo de Contraloría Sanitaria (SACS)
Fundación para la Salud del Estado Sucre	Fundación Misión Niño Jesús
Fundación Trujillana de Salud	
Instituto Autónomo Anzoatiguense de Salud (SALUDANZ)	
Instituto Autónomo de Salud del Estado Yaracuy	
Instituto Autónomo INSALUD del Estado Apure	
Instituto de Salud del Estado Bolívar	
Secretaria de Salud del Estado Falcón	
Secretaria de Salud del Estado Zulia	

Tabla 2: MPPS. Organismos desconcentrados y entes descentralizados
Fuentes (MPPS, 2012) y (Asamblea Nacional de la República Bolivariana de Venezuela, 2011)

Entre las competencias del Ministerio del Poder Popular para Salud, establecida en el Decreto N°
6.732, publicado en la Gaceta Oficial N° 39.202, extraordinario, de fecha 17 de junio de 2009, sobre
"Organización y Funcionamiento de la Administración Pública Nacional", se establecen las siguientes:

1. Ejecutar la rectoría del Sistema Público Nacional de Salud ; 2. La elaboración, formulación,
regulación y seguimiento de políticas en materia de salud integral, lo cual incluye promoción
de la salud y calidad de vida, prevención, restitución de la salud y rehabilitación; 3. El control,
seguimiento y fiscalización de los servicios, programas y acciones de salud, nacionales, estadales y municipales de los sectores público y privado; (…) 5. El diseño, gestión y ejecución
de la vigilancia epidemiológica nacional e internacional en salud pública de enfermedades,
eventos y riesgos sanitarios; 6. Diseño, implantación y control de calidad de redes nacionales
para el diagnóstico y vigilancia en salud pública; 7. La formulación y ejecución de las políticas
atinentes a la producción nacional de insumos, medicamentos y productos biológicos para la
salud, en coordinación con el Ministerio del Poder Popular para el Comercio; (…) 9. La dirección
de programas de saneamiento ambiental conjuntamente con otros órganos y entes nacional-
les, estadales y municipales con competencia en la materia; 10.La regulación y fiscalización
sanitaria de los bienes de consumo humano tales como alimentos, bebidas, medicamentos,
drogas, cosméticos y otras sustancias con impacto en la salud; 11.La regulación y fiscalización
de los servicios de salud y de los equipos e insumos utilizados para la atención de la salud;
12.La regulación, fiscalización y certificación de personas para el ejercicio de las profesiones
relacionadas con la salud; (…) 14.La formulación y ejecución de las políticas sanitarias dirigidas
a reducir los riesgos a la salud y vida de la población, vinculados al uso o consumo humano
de productos y a la prestación de servicios en materia de salud, mediante la aplicación de
mecanismos y estrategias de carácter preventivo, basados en criterios científicos, normados
nacional e internacionalmente; 15.La formulación de normas técnicas sanitarias en materia
de edificaciones e instalaciones para uso humano sobre higiene pública social; (…)18.Dirigir
las relaciones de cooperación internacional con los organismos internacionales de salud, en
coordinación con el Ministerio del Poder Popular para las Relaciones Exteriores; 19.Coordinar
y planificar con el Ministerio del Poder Popular para la Educación Superior, la elaboración y
revisión del diseño curricular de pregrado, postgrado y educación continua de los profesionales y técnicos de la salud; (…) 22.Impartir las directrices y planes a desarrollar para ejercer la
profesión de médico, en forma privada o pública, de índole asistencial, medico administrativa,
médico docente, técnico asistencial o de investigación científica o tecnológica, así como las
directrices y planes para la ubicación del recurso humano en los distintos centros asistenciales
del país, a fin de que culminen su formación rural, de la cual otorgará al médico la constancia
correspondiente; 23.Planificar y coordinar las especializaciones médicas en los distintos centros
asistenciales del Territorio Nacional, en coordinación con el Ministerio del poder Popular para
la Educación Superior; (…) 25.Formular e implementar políticas de seguridad farmacéutica en
defensa del interés público, en articulación con los entes públicos relacionados con la materia,
dirigida a asegurar el acceso a medicamentos esenciales. (MPPS, 2012, pág. 28)

En la actualidad, el Sistema Público Nacional de Salud, revisado en su conjunto, conserva muy poco
de la concepción que le dio vida hace en sus inicios. El MPPS, bajo el Plan Nacional de Salud, plantea
la consolidación de su nueva institucionalidad:

Basado en Barrio Adentro como eje integrador de la red única de servicios, con rectoría única,
financiamiento asegurado, desarrollo soberano científico-tecnológico, talento humano de
calidad y solidario internacionalmente. (MPPS, 2012, pág. 61)

CAPÍTULO 2

EL SISTEMA DE SALUD VENEZOLANO

El MPPS y el Ministerio del Poder Popular para la Planificación y el Desarrollo (MPPPD) considerando los aportes de varios ministerios, y con la cooperación técnica de la organización Panamericana de la Salud/Organización Mundial de la Salud (OPS/OMS). Redactó El Plan Nacional de Salud (PNS) 2009-2013/2018 y alineado con los objetivos institucionales del Plan de la Nación, el MPPS, diseñó 19 Proyectos Estratégicos insertos en el Plan Operativo Anual Nacional (POAN), y 46 proyectos que integraron el Plan Operativo Anual Institucional (POAI), desarrollados durante el ejercicio fiscal 2011, entre ellos, el lo que se refiere a la Nueva Institucionalidad, establece lo referente a la Consolidación del SPNS:

1. Nueva Institucionalidad: Consolidar la nueva institucionalidad del Sistema Público Nacional de Salud basado en Barrio Adentro como eje integrador de la red única de servicios, con rectoría única, financiamiento asegurado, desarrollo soberano científico-tecnológico, talento humano de calidad y solidario internacionalmente.

El SPNS en proceso de construcción, se ubica como ejecutor de intervenciones integrales de salud y como un coordinador de las intervenciones intersectoriales que contribuyan a modificar los determinantes estructurales y las condiciones de vida , que producen y reproducen la situación de salud. A través de este objetivo estratégico se desarrollaron las siguientes Políticas, las que a su vez perfilaron los proyectos:

1. Consolidar la rectoría Publica de Salud, sus bases legales y su conducción estratégica acorde con el Plan Nacional de Salud

2. Consolidar la red única de servicios del Sistema Público Nacional de Salud, con atención integral y continua, a partir de Barrio Adentro, basada en las Áreas de Salud Integral Comunitaria, con subsistemas de gestión desconcentrados y articulados con los órganos del poder popular.

3. Garantizar el financiamiento público del sistema de salud, principalmente, sostenido por el ingreso fiscal; administrado por el Estado; solidario; progresivo y predecible en el tiempo; integrado; que responda a las prioridades sanitarias y se distribuya con equidad en función de los proyectos; con la participación vinculante del poder popular.

4. Consolidación de la capacidad soberana e independencia científica y tecnológica para producir y garantizar la disponibilidad del talento humano y los recursos científico – técnicos e insumos necesarios para la salud de la población.

5. Construcción de capacidades para el fortalecimiento de la solidaridad internacional en salud y el liderazgo de Venezuela en las agendas internacionales.

Proyectos:

1. Fortalecimiento de la gestión del sistema de suministro de material médico-quirúrgico,

utilización, uso racional de medicamentos y equipamiento en los establecimientos del I Nivel de Atención en Salud.

2. Organización y estructuración de la red de atención primaria en función al modelo de gestión participativo y en Áreas de Salud Integral Comunitaria (ASIC).

3. Telesalud para el fortalecimiento al I nivel de atención en salud en zonas rurales dispersas. Formación e incorporación de Agentes Comunitarios en Atención Primaria de Salud en los ambulatorios rurales tipo I (AR-I) ubicados en comunidades indígenas y rurales dispersas en Venezuela.

5. Consolidación de la red ambulatoria convencional (ambulatorios urbanos tipo II y III y centros de especialidades médicas).

6. Consolidar la red de clínicas populares en el II nivel de atención en el marco del Sistema Público Nacional de Salud.

7. Atención integral, oportuna y de calidad a pacientes con patologías de alto costo que requieren insumos y equipos para la resolución médica.

8. Fortalecimiento de los centros hospitalarios asumidos por el nivel central, para mantener la atención a los usuarios de manera oportuna y de calidad.

9. Atención integral en salud para las personas con discapacidad.

10. Plan de salud para los pueblos indígenas.

11. Promoción a la salud sexual y reproductiva por ciclos de vida.

12. Implementación de estrategias para la prevención y el control del VIH/SIDA, Tuberculosis, Asma y EPOC, y fortalecimiento de los servicios de bancos de sangre.

13. Generación de capacidades del talento humano y dotación de insumos, medicamentos y equipos para la promoción de la calidad de vida y salud, prevención de los factores de riesgo, diagnóstico precoz, atención integral y control de las enfermedades crónicas no transmisibles (ECNT) en la población

14. Fortalecimiento del esquema nacional de inmunizaciones.

15. Promoción, prevención, supervisión y atenciones especiales en las áreas de salud bucal, visual, reumática, Fibrosis Quística y de donación y trasplante de órganos y tejidos.

16. Fortalecimiento de los sistemas de información para el análisis de la situación de salud, la vigilancia epidemiológica y las estadísticas de salud.

17. Consolidación de un sistema único de información en salud para el Ministerio del Poder Popular para la Salud.

18. Capacitación, formación, investigación y desarrollo del conocimiento técnico, tecnológico y humano en salud, orientado a la consolidación del Sistema Público Nacional de Salud.

19. Acceso racional y oportuno a medicamentos esenciales, material médico quirúrgico y equipamiento de salud.

20. Formación y capacitación del talento humano en Salud Pública a nivel nacional para el fortalecimiento y consolidación del sistema Público Nacional de Salud.

21. Atención integral médico quirúrgica a la población infantil y adolescente con patología cardiovascular congénita y/o adquirida a nivel nacional e internacional.

22. Fortalecimiento de los consultorios populares en Barrio Adentro I. Consolidación de la red ambulatoria especializada (Centro de Diagnóstico Integral, Salas de Rehabilitación Integral y

Centros de Alta Tecnología).

24.Atención Odontológica Integral a la población Venezolana.

25.Fortalecimiento de la red de servicios de salud materno- infantil.

26.Atención integral a los pacientes con enfermedades endémicas y dermatológicas en el ámbito nacional.

27.Producción y dotación de medicamentos genéricos a la población venezolana.

28.Optimización de los servicios de atención médica integral, preventiva y curativa del Sistema Público Nacional de Salud en el estado Falcón.

29.Fortalecimiento y consolidación de la gestión integral de salud de la Corporación de Salud del estado Mérida.

30.Optimización de los servicios que comprende la red asistencial del Sistema Nacional de Salud para atender integralmente a la población del estado Vargas. (MPPS, 2012, pág. 64)

En el ámbito organizacional, el SPNS, queda supeditado a los siguientes cuatro despachos y direcciones ministeriales:

- Despacho del Viceministro de Recursos para la Salud

- Dirección General de Producción de Insumos

- Dirección General de Suministros de Insumos

- Dirección General de Investigación y Educación

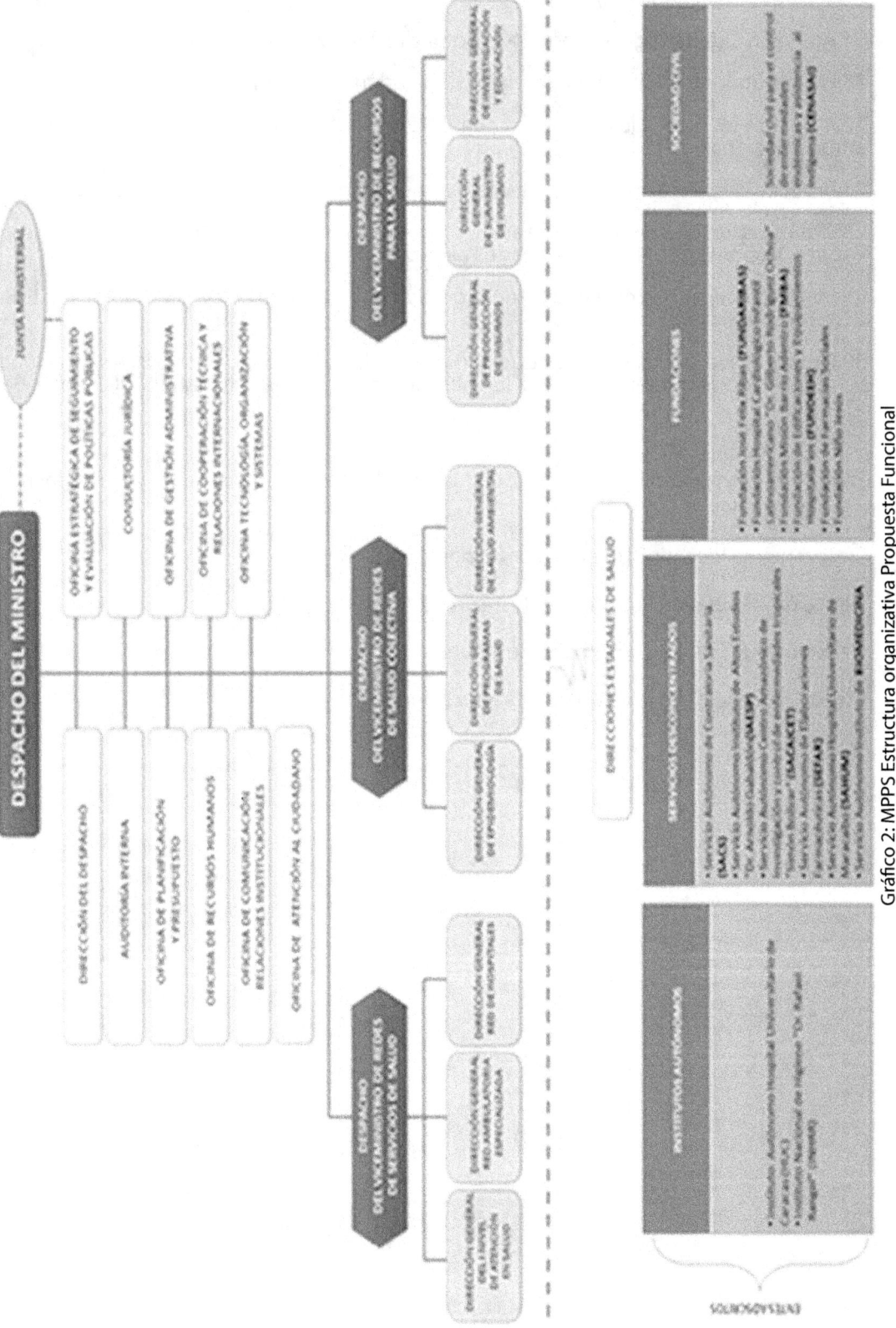

Gráfico 2: MPPS Estructura organizativa Propuesta Funcional
Fuente: (MPPS, 2012)

El Problema de la data, cifras y estadísticas

La Fundación Misión Barrio Adentro trabaja con total hermetismo. Aparte de los resultados de gestión publicados por el MPPS, o mencionados por el Presidente de la República en sus alocuciones televisivas, poco se sabe. Ciertamente, no suelen difundir mayores detalles. Sin embargo, ofrecen estadísticas, las cuales considerando el proceso de recolección de información que utilizan, nadie sabe cómo procesan ni qué tan confiables son.

Primeramente, la información se recoge de manera completamente manual. No se lleva ningún tipo de historia médica, sino que en una planilla con divisiones lineales, se coloca el nombre del paciente, su apellido, cédula de identidad y zona donde vive. A veces preguntan por el motivo de la consulta, y otras veces, pero no siempre, lo registran.

Al igual que la nomenclatura que utilizan, desconocida por los médicos venezolanos, incrementando el riesgo de errores de interpretación sobre los resultados de los exámenes aplicados; tienen su manera particular de categorizar los procesos, habiendo desarrollado indicadores como particulares Consultas, De ellas en terreno, Familias Visitadas, Vidas Salvadas, Partos, Actividades Educativas, Consultas Odontológicas; como se muestra en la siguiente tabla: (Díaz Polanco, La Década Bolivariana de Salud: Un Secreto Mal Guardado, 2010, pág. 8)

Un ejemplo de esto es el indicador "Vidas Salvadas", el cual, según la información contenida en el Sistema de Indicadores Sociales de Venezuela (SISOV), es un indicador de resultados y su fuente de información es únicamente la Misión Médica Cubana cuya institucionalidad es desconocida en Venezuela, por lo que nadie podría estar seguro de la veracidad de tales números. Por otra parte el acceso a la información era imposible porque la misma, sobre todo en los primeros tiempos de la MBA, nunca fue entregada el Ministerio, sino que iba directamente a Cuba, desde donde se enviaban los resultados que debían anunciarse. La información sobre salud pasó a ser secreto de Estado. La OPS, en Salud en las Américas, reporta que durante los primeros 18 meses de la MBA se llevaron a cabo 163 millones de consultas (6,5 por ciudadano) pero la utilización de métodos y procesos para el registro y levantamiento de información por parte de los médicos cubanos no ha sido conciliable con los esquemas utilizados en el país; los informes de la Misión Médica Cubana en cuanto a la atención, son globales y carecen de posibilidades de verificación. Los indicadores de los sistemas (convencional y MBA) son diferentes y no permiten las correspondientes evaluaciones de gestión al sistema de salud del país. (Díaz Polanco, La Década Bolivariana de Salud: Un Secreto Mal Guardado, 2010)

Información estadística de Barrio Adentro I. 11 al 17 de febrero de 2007						
	2006		2007			Histórico
Indicadores	Semana 7	Acumulado	Semana 6	Semana 7	Acumulado	Acumulado
Consultas	1.022.102	6.728.405	1.069.608	1.022.584	6.618.611	225.161.424
De ellas en terreno	393.873	2.627.222	539.344	502.297	3.296.213	95.857.498
Familias visitadas	135.349	954.799	143.076	134.705	901.428	32.933.244
Vidas salvadas	181	901	336	385	2.366	41.566
Partos	8	60	16	12	105	2.826
Actividades educativas	762.630	4.722.313	856.196	835.204	5.193.736	141.764.922

Tabla 3: MPPS estadísticas FMBA I. 11 al 17 de febrero de 2007
Fuente: (Díaz Polanco, La Década Bolivariana de Salud: Un Secreto Mal Guardado, 2010)

La falta de información estadística actualizada, periódica y confiable se extrapola a toda el área de salud, incluyendo indicadores básicos como lo son la tasa de mortalidad materna y la tasa de mortalidad infantil[1]. Entre las dificultades para encontrar o analizar data estadística en el área de la salud, se encuentran:

- Notables diferencias entre las cifras proporcionadas por el Gobierno Nacional o la FMBA, organizaciones internacionales, y organizaciones nacionales o regionales, como por ejemplo el Observatorio Venezolano de la Salud, Programa Venezolano de Educación-Acción en Derechos Humanos (Provea), Red de Sociedades Científicas Médicas Venezolanas, etc.
- Diferencias entre la estratificación o clasificaciones utilizadas por el Gobierno Nacional o por la FMBA, por ejemplo: "De ellas en terreno".
- Período de silencio epidemiológico, desde el año 2007, mediante la suspensión de la divulgación del Boletín Epidemiológico Semanal del MPPS.
- Data incompleta o imprecisa.

Para ilustrar este hecho, podemos citar la experiencia del doctor José Félix Oletta L. Coordinador de la Comisión de Epidemiología de la Red de Sociedades Científicas Médicas Venezolanas, o de la Dra. Marianella Herrera, investigadora CENDES-UCV, con respecto a las dificultades que encuentra para establecer análisis de hechos básicos en cuanto al desempeñó en la salud en Venezuela.

El 12 de febrero de 2012, elaboramos la Noticia Epidemiológica No·34. Las cifras provisionales de mortalidad neonatal y post-neonatal a nivel nacional y en el estado Aragua, obtenidas mediante la consulta de los Boletines Epidemiológicos Semanales del MPPS, solo nos aportan información incompleta, por subregistro y subdenominación, que se estima puede alcanzar entre 30 % y 40%. Completamos en el Alerta Epidemiológica No 224 del 18 de febrero de 2012 los datos de mortalidad infantil hasta el año 2008 con datos publicados en el Anuario de Mortalidad del MPPS correspondiente a ese año, el último publicado. (Comisión de Epidemiología RSMV, 2912)

Si nos proponemos hacer un estudio sobre por ejemplo, la desnutrición en Venezuela, no encuentro estadísticas, la data es inconsistente, no hay datos formales. Ello nos impide efectuar un monitoreo adecuado de elementos tan importantes, como los estados nutricionales. No es posible analizar, y mucho menos planificar sin información. (Herrera, 2012)

La carencia de datos técnicos oficiales impide que las organizaciones de salud puedan valorar el impacto y la magnitud de lo que ocurre, lo cual pondría en riesgo a la población en el caso de una epidemia o pandemia. La gravedad de la situación es retratada fielmente por el Dr. Díaz Polanco, quien expresa al respecto:

La información epidemiológica oportuna, precisa y completa es de vital importancia para identificar casos y muertes en un territorio que permita tomar decisiones en los momentos en los que se presenten problemas de salud. El virus de la influenza AH1N1 es un buen ejemplo. En Venezuela, aún con la presencia de esta pandemia, se ha mantenido el silencio epidemiológico dificultando los análisis a los técnicos, investigadores y médicos tanto del sector privado como del sector público. La mayoría de ellos especialistas con carreras docentes y asistenciales en los hospitales venezolanos. (MPPS, 2012, pág. 10)

---

1   La tasa de mortalidad infantil es un indicador relacionado con la calidad de vida de un país, debido a que el grado de desarrollo social y económicos guarda relación con las posibilidades de sobrevivencia de los recién nacidos. La tasa de mortalidad neonatal es el cociente entre el número de nacidos vivos que mueren antes de cumplir los 28 días de edad de un determinado año expresado por l.000 nacidos vivos, la mortalidad postneonatal es el cociente entre el número de nacidos vivos que mueren antes de cumplir un año pero que han vivido 28 días o más.

Organizaciones Prestatarias de salud en Venezuela

Otra grave inconsistencia en cuanto a la data oficial, la analiza el Dr. Días Polanco, en lo que tiene que ver con los establecimientos de atención médica del país, clasificados por entidades federales y tipo de red.

Entre Zulia, Distrito Capital y Carabobo poseían el 34,4 % de todos los establecimientos de salud para el año 2009. Si a ellos se les añade Miranda, ese porcentaje asciende al 43,3 %. Hay que tener en cuenta que estas cifras no cubren todos los establecimientos de salud de la aquí identificada como red hospitalaria; de ella, sólo se tomaron en cuenta los hospitales Tipo III y tipo IV, sin contar los ambulatorios no dependientes de la red Barrio Adentro. Por otra parte también es de destacar que los consultorios populares representan, de acuerdo a estas cifras, el 85 % del total de los establecimientos de salud del país, concentrándose en los mismos estados anteriormente citados en un 38 % del total. Sin embargo, este número de consultorios populares es el planificado, no el efectivamente ejecutado. En otras palabras, sólo se construyó alrededor del 30 % del total de este tipo de establecimientos. Otro dato que llama la atención en esta información oficial, es la inexistencia de información sobre clínicas privadas en el estado Zulia, lo cual resulta altamente improbable.

Estas ambigüedades e inconsistencias en la información sobre salud, son un rasgo característico del régimen actual. (Díaz Polanco, Informe Sobre Variables Políticas, Socio-Demográficas, Epidemiológicas Financieras Y Medico-Sanitarias que Influyen Sobre el Mercado de Equipos Médicos. Preparado para JETRO, 2012)

¿Cuánto cuesta un enfermo?

Si bien, la Constitución Nacional, en sus artículos 85 y 86, (República Bolivariana de Venezuela, 2000) garantiza a los venezolanos el acceso a la salud de manera gratuita, eso no se cumple. La afirmación se establece por dos hechos que son en realidad dos caras de la misma moneda; primero, dado el funcionamiento y las características del Sistema, donde la parte pública se subsidia por la inversión privada, el sistema público, en realidad no es tal, sino que es un sistema privado.

Los sistemas son públicos o privados, no porque los establecimientos de salud sean propiedad del estado o propiedad privada, sino porque el financiamiento es público o es privado. (Díaz Polanco, Entrevista, 2012)

Segundo, el inmenso desembolso que hace el venezolano común para poder enfrentar los costos médicos debido a la ineficiencia de los servicios públicos. Costos en los que los ciudadanos incurren, como usuarios de la red pública nacional, cuando deben pagar sus propios insumos (medicinas, materiales médico quirúrgicos) elementos de hotelería (sábanas, toallas, papel toilette); o desde afuera de la red, cuando utilizan servicios privados bien sea directamente o por medio del sistema asegurador.

El problema con el sector público, es que en primer lugar es ineficiente, inefectivo, con algunos rasgos populistas, con escasos recursos, o en todo caso con recursos mal administrados, y eso conlleva una situación muy particular. El sector privado es extremadamente costoso e ineficiente. Sin embargo el sector público es más costoso que el sector privado, con la desavenencia que nadie sabe quién lo paga ni cómo. Cuando uno suma el primero con el otro el resultado es un caos. Por ejemplo cualquier intervención quirúrgica en un hospital público cuesta por lo menos 2 veces y medio más que la misma intervención en el sector privado. El promedio de hospitalización de un paciente para cirugía cardíaca en el sector privado es de cinco días, en el sector público podría llegar a 20 o 30 días. Podría suceder que el primer día no hubiese aire acondicionado, el segundo día de anestesiólogo está enfermo, y así sucesivamente. El mayor

Establecimientos de atención médica en Venezuela clasificados por entidades federales y tipo de red

(Porcentajes sobre el total de cada tipo de establecimiento)

Estados	Red Hospitalaria Tipo III N	Tipo III %	Tipo IV N	Tipo IV %	Consultorios Populares N	%	Red Barrio Adentro CDI N	%	SRI N	%	CAT N	%	Clínicas Privadas N	%	TOTAL POR ESTADOS	% POR ESTADOS
Amazonas	0	0.00	0	0.00	34	0.51	2	0.40	6	1.10	0	0.00	0	0.00	42	0.53
Anzoátegui	2	3.85	1	3.85	304	4.53	25	5.01	30	5.50	2	9.52	4	9.76	368	4.66
Apure	1	1.92	0	0.00	383	5.71	11	2.23	11	2.02	0	0.00	1	2.46	407	5.16
Aragua	3	5.77	1	3.85	126	1.88	33	6.61	38	6.97	1	4.76	3	7.32	205	2.60
Barinas	1	1.92	0	0.00	137	2.04	13	2.63	17	3.12	0	0.00	1	2.46	169	2.14
Bolívar	2	3.85	2	7.69	334	4.98	27	5.41	25	4.59	2	9.52	1	2.44	393	4.98
Carabobo	2	3.85	2	7.69	557	8.30	46	9.31	45	8.26	0	0.00	0	0.00	652	8.26
Cojedes	0	0.00	0	0.00	71	1.06	10	2.00	10	1.83	1	4.76	5	12.20	97	1.23
Delta Amacuro	0	0.00	0	0.00	41	0.61	4	0.81	4	0.73	0	0.00	1	2.46	50	0.63
Distrito Capital	10	19.23	8	30.77	845	12.60	28	5.61	40	7.34	1	4.76	4	9.76	936	11.86
Falcón	1	1.92	1	3.85	215	3.21	19	3.81	19	3.49	1	4.76	0	0.00	256	3.24
Guárico	1	1.92	0	0.00	165	2.46	18	3.64	19	3.49	0	0.00	0	0.00	203	2.57
Lara	2	7.69	1	3.85	272	4.05	28	5.61	28	5.14	1	4.76	1	2.44	335	4.24
Mérida	1	1.92	1	3.85	262	3.91	17	3.44	18	3.30	1	4.81	1	2.46	301	3.81
Miranda	1	1.92	2	7.69	596	8.88	49	9.82	52	9.54	2	9.52	3	7.32	705	8.93
Monagas	1	1.92	1	3.85	184	2.74	15	3.04	17	3.12	1	4.81	0	0.00	219	2.77
Nueva Esparta	1	1.92	0	0.00	89	1.33	7	1.40	7	1.28	0	0.00	2	4.88	106	1.34
Portuguesa	2	3.85	0	0.00	229	3.41	14	2.83	23	4.22	0	0.00	0	0.00	268	3.40
Sucre	1	1.92	1	3.85	213	3.18	17	3.41	15	2.75	1	4.76	0	0.00	248	3.14
Táchira	1	1.92	1	3.85	122	1.82	25	5.06	25	4.59	1	4.81	4	9.85	179	2.27
Trujillo	3	5.77	1	3.85	186	2.77	10	2.00	13	2.39	1	4.76	6	14.63	220	2.79
Vargas	3	5.77	0	0.00	94	1.40	9	1.82	9	1.65	1	4.81	0	0.00	116	1.47
Yaracuy	1	1.92	0	0.00	255	3.80	14	2.81	14	2.57	1	4.76	4	9.76	289	3.66
Zulia	10	19.23	3	11.54	994	14.82	58	11.74	60	11.01	3	14.43	0	0.00	1.128	14.29
TOTALES	52	99.98	26	100	6.709	100	499	100.5	545	100	21	100.3	41	100.2	7.892	100

Fuente: MPPS, INE, 2011. Cálculos propios

Tabla 4: Establecimientos de atención médica en Venezuela

Fuente: (Díaz Polanco, Informe Sobre Variables Políticas, Socio-Demográficas, Epidemiológicas Financieras Y Medico-Sanitarias que Influyen Sobre el Mercado de Equipos Médicos. Preparado para JETRO, 2012)

ahorro en la prestación de salud y la calidad, y lamentablemente en los hospitales públicos pese al gran esfuerzo de los médicos y especialistas la calidad está muy disminuida lo cual aumenta los costos considerablemente. El sector público está colapsado. (Bello, Entrevista , 2012)

Según cifras de la Organización Mundial de la Salud OMS, el gasto privado en salud como porcentaje del gasto total en salud, fue de 55,1%; mientras que el Gasto del Gobierno General en salud como porcentaje de su gasto total fue de 8,4%. (World Health Organization (WHO), 2011)

En relación con el gasto público en salud, éste –en lo referente a los gastos de atención a pacientes- se encuentra dividido en dos grandes rubros: los que están dirigidos a la red de la MBA y los que se destinan a la red de establecimientos pre-existente a dicha Misión. Las diferencias para 2004, según la Organización Panamericana de la Salud (OPS) llegaron a alcanzar 7 puntos del PIB, estando sólo destinados a los hospitales y ambulatorios diferentes a la MBA, sólo 2 puntos del PIB.
Esta distribución obedece a la forma en que se ha llevado la rectoría del sector público de la salud, de manera que las decisiones están también escindidas entre quienes gobiernan la MBA –la Misión Médica Cubana- y el Ministerio de Salud que tiende, además a re-centralizar una red de establecimientos que había comenzado a ser descentralizada hacia las entidades federales en 1992. Desde el punto de vista de sus resultados, se aprecia una enorme diferencia entre la inversión realizada y los logros alcanzados. Esto es especialmente relevante si se toma en cuenta que históricamente nunca el gasto público en salud superó el 2 % del PIB, de manera que se puede apreciar la magnitud de la inversión realizada, aunque muchos economistas opinan que las cifras de la OPS son exageradas y que el gasto, aunque haya aumentado, no superó nunca el 5 % del PIB. El gráfico 3 muestra esas cifras entre 1985 y 2007 (Díaz Polanco, Informe Sobre Variables Políticas, Socio-Demográficas, Epidemiológicas Financieras Y Medico-Sanitarias que Influyen Sobre el Mercado de Equipos Médicos. Preparado para JETRO, 2012)

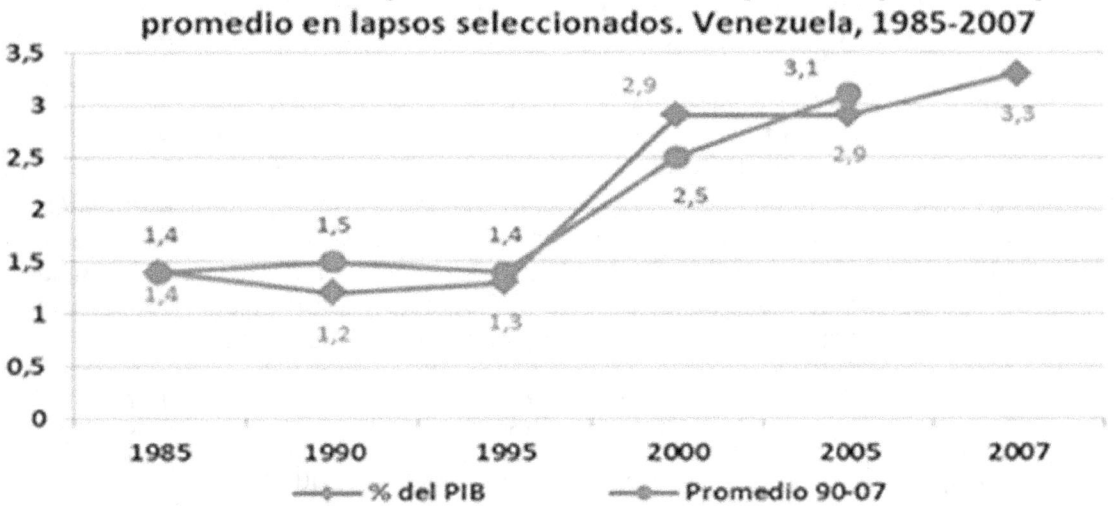

Gráfico 3: Gasto público en salud como porcentaje del PIB y promedio en lapsos seleccionados. Venezuela, 1985-2007

Fuente: RESVEN, 2005; BCV, 2011

Otro rasgo característico del gasto público en salud, es la falta de conocimiento y transparencia acerca de sus fuentes de financiamiento porque para satisfacer los convenios Cuba/Venezuela, se ha debido recurrir a las reservas internacionales y a fondos de PDVSA, cuya magnitud es desconocida, aunque se puede apreciar en los porcentajes antes señalados. El siguiente gráfico ilustra la efectividad del gasto público en salud, en relación con la mortalidad infantil para cuyo cálculo se atribuye la proporción correspondiente de acuerdo a las decisiones de política, según la siguiente fórmula en la cual la Tasa Media de Reducción Anual (TMRA) distribuye los recursos financieros a partir de la porción destinada a salud del PIB, obteniéndose así un Índice de Efectividad del gasto (IE):

$$IE=(PIB/TMI)*\sqrt{(TMRA)}$$

(Díaz Polanco, Informe Sobre Variables Políticas, Socio-Demográficas, Epidemiológicas Financieras Y Medico-Sanitarias que Influyen Sobre el Mercado de Equipos Médicos. Preparado
para JETRO, 2012)

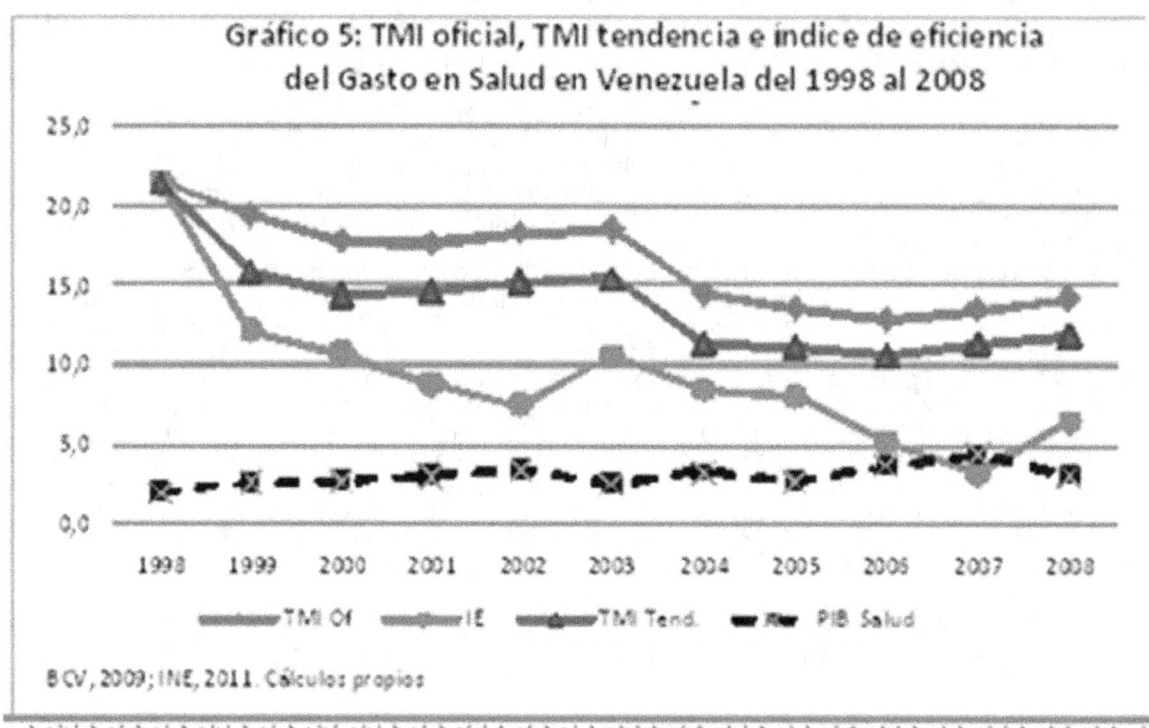

Gráfico 5: TMI oficial, TMI tendencia e índice de eficiencia del Gasto en Salud en Venezuela del 1998 al 2008

El Dr. Polanco afirma que para 1995, con un gasto público de aprox. 2 % del PIB, la efectividad en
cuanto a prevención de la mortalidad infantil llegó a su punto máximo y que a partir de 1998, cuando
el gasto público comenzó a incrementarse, la efectividad en cuanto a la MI se empezó a retraer. O sea
que, contrariamente a lo que sucede en el resto del mundo, en Venezuela, mientras más se invierte en
salud, la efectividad de las políticas, por lo menos en lo que respecta a mortalidad Infantil, disminuye.
(Díaz Polanco, Informe Sobre Variables Políticas, Socio-Demográficas, Epidemiológicas Financieras Y
Medico-Sanitarias que Influyen Sobre el Mercado de Equipos Médicos. Preparado para JETRO, 2012)

Sí asumiéramos como cierta –cosa que es poco probable pero está oficialmente publicada
y divulgada-la información proporcionada por OPS sobre el gasto en salud, un modelo nos
permitiría apreciar lo que debía haber ocurrido de acuerdo a la tendencia de la MI a partir de
los años 90; lo que realmente ocurrió, es decir, los datos oficiales y lo que debería haber ocurrido de acuerdo a la magnitud de la inversión realizada. El gráfico 4 muestra los resultados del
modelo, cuya fórmula, tanto para la tendencia (T), como para la Efectividad (E), la siguiente:

$$T= ((TMRA90-98)*(Tb-Ta))*-1$$

$$E= T*(TMRA90-98*PIB)-T)*-1$$

Lo que este ejercicio demuestra es que la explicación sólo es posible en dos vertientes: la
primera es que, como hemos advertido anteriormente, esas cifras no son ciertas y nunca
se llegó a gastar el 9 % del PIB; la segunda, es que los fondos fueron desviados a otros propósitos o dudosos o en operaciones fraudulentas, muy lejos de la finalidad social a la que

supuestamente estaban destinados. Un ejercicio similar se hizo con la Mortalidad Materna, obteniéndose resultados similares. Se usaron estos dos indicadores por las siguientes razones: Uno, las acciones de la MBA estaban fundamentalmente dirigidas a la APS materno-infantil; dos, ambos indicadores responden rápidamente a los cambios de política y al aumento de la inversión. (Díaz Polanco, Informe Sobre Variables Políticas, Socio-Demográficas, Epidemiológicas Financieras Y Medico-Sanitarias que Influyen Sobre el Mercado de Equipos Médicos. Preparado para JETRO, 2012)

El ciudadano venezolano, también gasta más en salud, porque los costos en salud han aumentado en años recientes. Las causas de este incremento están relacionadas, además del alto índice inflacionario, con la expansión del gasto público.

Respondiendo a la política del gobierno actual de generar mayor empleo público, en detrimento del sector privado de la economía. (Díaz Polanco, Informe Sobre Variables Políticas, Socio-Demográficas, Epidemiológicas Financieras Y Medico-Sanitarias que Influyen Sobre el Mercado de Equipos Médicos. Preparado para JETRO, 2012)

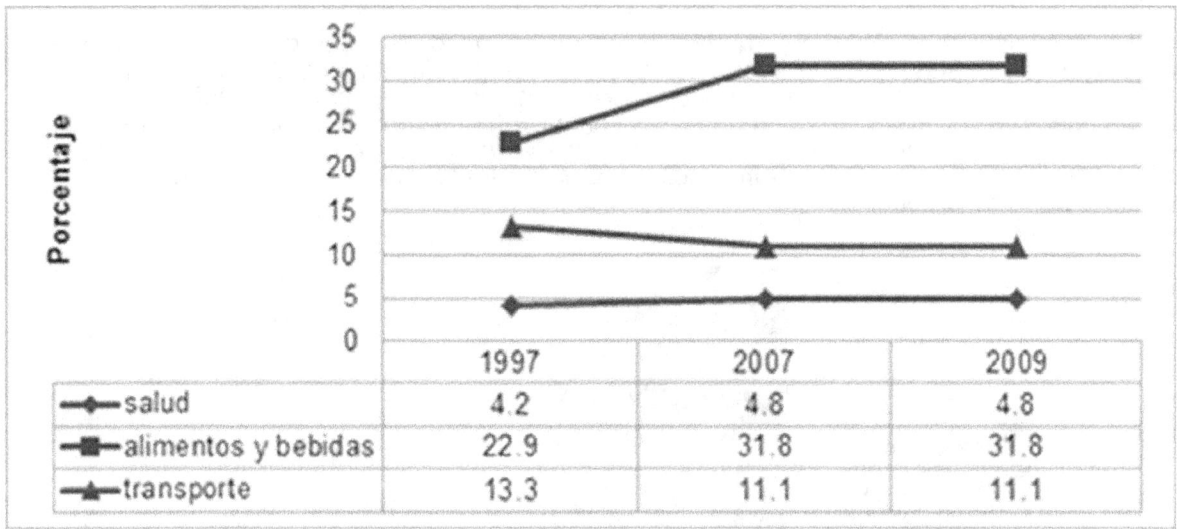

	1997	2007	2009
salud	4.2	4.8	4.8
alimentos y bebidas	22.9	31.8	31.8
transporte	13.3	11.1	11.1

Gráfico 3: Estructura de gastos de los hogares venezolanos. BCV: 1997 al 2009
Fuente: (Díaz Polanco, Informe Sobre Variables Políticas, Socio-Demográficas, Epidemiológicas Financieras Y Medico-Sanitarias que Influyen Sobre el Mercado de Equipos Médicos. Preparado para JETRO, 2012)

De la descomposición de gastos relativos a la salud, se desprende que pese al estricto control de precios que el Gobierno Nacional mantiene sobre los medicamentos[1] , sector donde además vende y suministra el 25% de su mercado, el rubro en el que más gastan los venezolanos, es el referente al de las medicinas. La Cámara Venezolana de la Industria Farmacéutica reportó que en promedio, los precios de algunos medicamentos subieron un 30,6%, entre 2010 y 2011 (Cámara Venezolana de la Industria Farmaceútica CAVEFAR, 2012) Cifra consecuente con el 30 % que se obtiene del reporte del BCV entre 1997 y 2009. (Díaz Polanco, Informe Sobre Variables Políticas, Socio-Demográficas, Epidemiológicas Financieras Y Medico-Sanitarias que Influyen Sobre el Mercado de Equipos Médicos. Preparado para JETRO, 2012)

Debido a sus altos costos y bajos ingresos per cápita, en Venezuela muy pocas personas tendrían

---

1   El 30% y 35% de los medicamentos tiene precios controlados, y los restantes sólo pueden aumentar de precio, si son autorizados por el Gobierno. El 75% del mercado restante de venta y suministro de medicamentos en Venezuela está conformado por 5.500 farmacias privadas, de venta al detal. (Cámara Venezolana de la Industria Farmaceútica CAVEFAR, 2012)

acceso (entre 3 y 4 % de la población), a la medicina privada de no ser por los seguros, los cuales pueden ser adquiridos según varias modalidades: obteniendo una póliza privada o colectiva, donde el empleador o patrono asume parte de los costos como beneficio laboral, o a través de cualquiera de los planes que ofrece la medicina prepago, con empresas como Sanitas de Venezuela, Rescarven y Cruzsalud; y varias cooperativas de salud.

Al contrario de Las Compañías Aseguradoras, las empresas de medicina prepago y las cooperativas no se rigen por la Ley de Seguros y Reaseguros, por lo cual no se les exigen requisitos como el capital mínimo ni la constitución de reservas.

Las empresas de medicina prepago se agrupan en: administradoras de salud y administradoras de riesgo.

El caso es que aunque las aseguradoras brindan un servicio y en cierto modo permiten el acceso a la salud, también contribuyen a encarecer los costos, influyendo directamente sobre los precios promedio de las clínicas y hospitales.

Las administradoras de salud se nutren de los aportes de los afiliados, tienen contratos que ofrecen coberturas para diferentes riesgos y poseen su propia infraestructura en salud, dado que tienen instalaciones en las cuales se dan servicios, a lo que se suman los médicos afiliados en diferentes clínicas y demás centros. Las administradoras de riesgo solamente ofrecen la cobertura de los siniestros y para ello cuentan con fondos especiales que reciben los aportes de los afiliados. De esos fondos surgen los recursos para las coberturas y además tienen clínicas afiliadas. (Dávila, 2008)

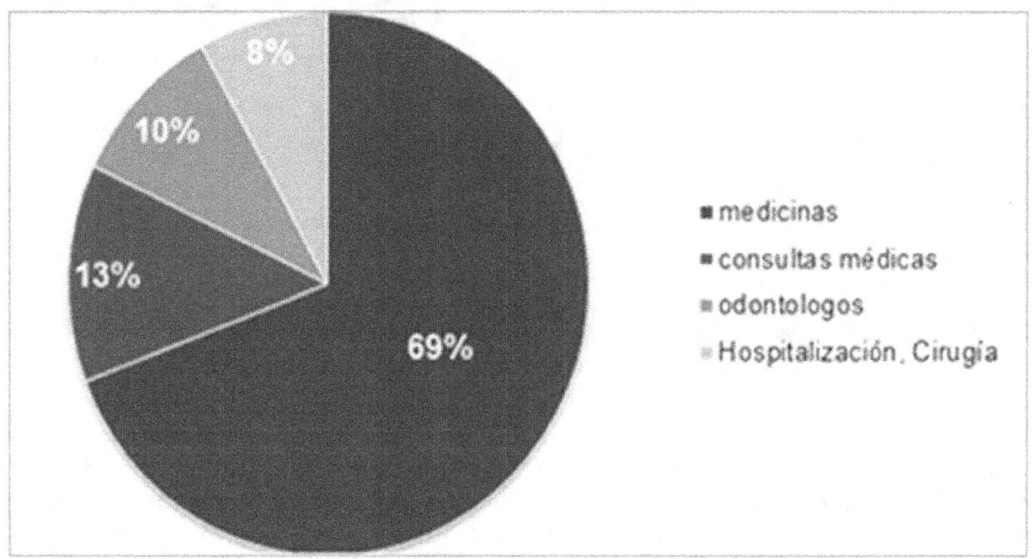

Gráfico 4: Estructura del consumo en salud. BCV 2010
Fuente Propia, basada en cifras del BCV

Bajo criterio de confidencialidad, el Dr. J. Díaz Polanco investigó la oferta actual de las aseguradoras, y éste fue el resultado:

Características de los siniestros reportados 2011

Tipos de siniestros con mayor recurrencia	Sistema osteomuscular, gastrointestinal y hepático, respiratorio y cardiovascular, siendo los diagnósticos más frecuentes la hipertensión arterial, dolor abdominal, infecciones respiratorias y trastornos del disco cervical
Frecuencia de los siniestros de acuerdo a sus costos **Tipo de siniestros en relación con sus costos**	Frecuencia alta: Aquellos cuyo costo fue inferior a Bs. 30.000 Frecuencia intermedia: Aquellos cuyo superó los Bs. 60.000. Frecuencia baja: Aquellos cuyo costo superó los Bs.250.000 Mayor costo: cáncer, complicaciones neonatales y complicaciones del embarazo. También se puede presentar el caso de que una enfermedad, cuyo costo sea bajo o promedio, por una complicación, incremente el monto de la asistencia médica.
Gastos por enfermedad según región de Venezuela	Mayor gasto: Distrito Capital, Maracay y San Cristóbal, aunque la posición de la entidad también depende del tipo de enfermedad que sea más prevalente. Por ejemplo, los gastos por asistencia médica para la hipertensión fueron más altos en ciudades donde hay un estilo de vida más acelerado y caracterizado por alimentación poco saludable y elevado estrés, como Distrito Capital, Maracay, Valencia, San Cristóbal. Las infecciones respiratorias y las enfermedades inflamatorias de la vagina fueron costosas en casi todas las entidades. La Diabetes fue más costosa en San Cristóbal y Distrito Capital y Celulitis es más costosa en Distrito Capital, Maracay y Valencia.
% promedio de Reembolso de los gastos en salud por parte del seguro	Depende de la cobertura de la póliza de la persona y las exclusiones contempladas en el contrato.
Enfermedades que requieren equipos médicos de alta tecnología	Más frecuentes: Las relacionadas con los sistemas osteomuscular, cardiovascular, genitourinario, visual, las neonatales y las que tienen que ver con tumores en las mamas. Más costosas: Las relacionadas con tumores, traumatismos, enfermedades cardiovasculares y complicaciones neonatales, las cuales pueden causar el agotamiento de la suma asegurada de una póliza de Bs. 30.000, a la que tienen acceso las personas que la adquieren por primera vez

Tabla5 Características de los siniestros reportados 2011
Fuente: (Díaz Polanco, Informe Sobre Variables Políticas, Socio-Demográficas, Epidemiológicas Financieras Y Medico-Sanitarias que Influyen Sobre el Mercado de Equipos Médicos. Preparado para JETRO, 2012)

Mercado asegurador: Costos de Pólizas HCM – año 2012

Condiciones	Hospitalización y Cirugía	
	Renovación	Nuevo Asegurado
Cobertura (Bs)	30.000-120.000	30.000
Prima (Bs)	3.000 - 27.500	1.700 - 8000
Deducible (Bs)	3.000 - 50.000	3.000 - 50.000
	Maternidad	
Cobertura (Bs)	30.000 - 120.000	30.000
Prima (Bs)	2.500 - 4300	2.300 - 3.900
Deducible (Bs)	1.000 - 10.000	3.000 - 10.000

Fuente: Tarifas de HCM de una empresa aseguradora (Confidencial)

Tabla 6: Mercado asegurador, Costos de Pólizas HCM – año 2012
Fuente: (Díaz Polanco, Informe Sobre Variables Políticas, Socio-Demográficas, Epidemiológicas Financieras Y Medico-Sanitarias que Influyen Sobre el Mercado de Equipos Médicos. Preparado para JETRO, 2012)

Como decreto presidencial, publicado en Gaceta Oficial N° 39762 del año 2011, se exige a las empresas aseguradoras la creación de un Seguro Solidario de Salud, Accidentes Personales y Funerarios, con la finalidad de regular el acceso de las personas, hasta ahora excluidas de este sistema, entre las que se encuentran los jubilados, pensionados, adultos mayores, personas con discapacidad, con enfermedades físicas y/o mentales y con ingresos no mayores de 25 UT. La cantidad de pólizas exigidas por el gobierno es diferente para cada empresa aseguradora y va desde 50 hasta 595 pólizas, para un total de 6.000 pólizas. De éstas, el 60% deben ser pólizas de salud, 10% pólizas de accidentes personales y 10% para pólizas funerarias (G.O.39.762 del 21/09/2011). (Díaz Polanco, Informe Sobre Variables Políticas, Socio-Demográficas, Epidemiológicas Financieras Y Medico-Sanitarias que Influyen Sobre el Mercado de Equipos Médicos. Preparado para JETRO, 2012)

Los particulares y las empresas privadas, no son los únicos que utilizan los seguros. El Gobierno, como patrono, mantiene asegurados con empresas privadas a ocho millones aproximadamente de sus empleados y familiares quienes acuden a clínicas privadas; al respecto, el Vicepresidente de la República, Elías Jaua, señaló que en el 2011, el estado venezolano pagó más de 7 mil millones de bolívares a las empresas aseguradoras y las clínicas. (EL UNIVERSAL, 2012)

El Gobierno, lejos de aplicar una política pública coherente e integral para tratar de mejorar la atención pública de salud, ahora dispara contra la medicina privada en un intento por racionalizar los costos de los contratos de seguros de Hospitalización, Cirugía y Maternidad (HCM) que se ha visto obligado a contratar para que los innumerables empleados públicos puedan ser atendidos en las clínicas privadas, debido al colapso del servicio público de salud que sigue siendo un caos pese a los grandes recursos invertidos en su recuperación. (Dávila, 2008)

El Control de Precios Llega a los Hospitales y Clínicas Privadas

El 2 de marzo del 2012, luego de siete meses de negociación, La Alianza Interinstitucional por la Salud, (Organización que agrupa al menos 11 organizaciones del Estado -4,4 millones de personas-, aunque otras 7 Instituciones, también se beneficiarán del acuerdo, sumando 18), y la Asociación Venezolana de Clínicas y Hospitales firmaron la primera fase del Convenio Único de Prestación de Servicios Médico-Hospitalarios con el Gobierno Nacional, relativo a la estandarización de precios y costos de los servicios médicos en los centros de atención privada que operan en el país, a través del cual se establece un nuevo esquema de tarifas de los servicios, que contempla la reducción de un 34% de los precios de cuatro rubros: hospitalización, atención por emergencia, terapia intensiva y primera hora de quirófano.

El convenio establece un catálogo único de precios, y modificaciones en cuanto a procesos administrativos. Tiene alcance nacional con una vigencia de 12 meses.

Una de las condiciones suscritas, fue la prohibición de solicitar la clave de ingreso al servicio médico. Las clínicas participantes en el acuerdo son aquellas que manejan equipos de alta tecnología: Hospital de Clínicas Caracas, Centro Médico de Caracas, Centro Médico Loira, Instituto Médico La Floresta, Centro Médico Docente La Trinidad, Clínica Metropolitana, Clínica El Ávila, Instituto Urológico de San Román, Centro Clínico de Maternidad Leopoldo Aguerrevere y Clínica Santa Sofía.

Se espera negociar en una segunda etapa lo relativo a los honorarios médicos y la regionalización del actual acuerdo. Se espera que progresivamente se sumen más clínicas al mismo. (EL UNIVERSAL, 2012)

Hasta los momentos poco se conoce sobre las condiciones en las que se efectuaron las negociaciones: la estructura de costos del servicio médico no se ha hecho del dominio público, y mucho menos los montos de la deuda del Gobierno con las clínicas privadas. Entre las cifras que se manejan, está el que La Alianza Interinstitucional por la Salud (AIS), gastaba aproximadamente Bs 6 mil millones al año en pólizas de HCM, los cuales con la firma del acuerdo han disminuido a Bs 4 mil millones.[1]

Las organizaciones que conforman la alianza son Petróleos de Venezuela, el Banco Central de Venezuela, el Ministerio del Poder Popular para la Educación, Ministerio del Poder Popular para Interior y Justicia, Tribunal Supremo de Justicia, Instituto Nacional de Salud Agrícola Integral, Petroquímica de Venezuela, Banco Industrial de Venezuela, Fábrica Nacional de Cemento, Compañía Anónima Nacional Teléfonos de Venezuela y la Alcaldía de Vargas.

---

[1] En el momento de entrega de este trabajo de grado (mayo del 2012), no se había hecho efectivo el convenio, para abril del 2012, inmediatamente posterior a la firma del mismo se observó un incremento de entre 30% y 50% en los precios de algunas clínicas privadas.

Cómo el Control de Cambio Afecta la Dotación de equipos médicos

En Venezuela, los Proveedores de salud Privados no importan sus suministros (material médico quirúrgico) ni equipos directamente, de ello se encargan los distribuidores, quienes para el 03/04/2012, debido a retrasos en el otorgamiento de divisas, registran una deuda de 120 millones de dólares (verificándose retrasos en los pagos de 120 a 240 días). Entre las consecuencias inmediatas de dicho retraso, se encuentra el cierre de líneas de crédito por parte de los proveedores internacionales. Otras consecuencias esperadas son fallas en el suministro de equipos, repuestos y provisiones en general. (Yapur, 2012)

Costo de un enfermo en los hospitales públicos

La determinación del costo, por lo general se establece en términos unitarios, como una herramienta efectiva para medir la eficiencia técnica de la atención hospitalaria. Para ello se requiere que los costos sean reportados de una manera integral y coherente, dentro de cada unidad de salud, servicio, o departamento, y que los procesos y servicios prestados sean descritos de una manera completa y coherente.

Más allá del área netamente técnica, es recomendable establecer al mismo tiempo mediciones del desempeño, tales como resultados clínicos, satisfacción del paciente, calidad y accesibilidad al servicio. Todas estas son variables constantes, que deben establecerse mediante una normativa de equivalencias en términos generales y comprensibles a través del tiempo y entre las instituciones.

La medición del costo, y la eficiencia también permiten a los diferentes tipos de servicios, comparar la complejidad de sus procesos y la carga y el tipo de trabajo que enfrentan. En entornos complejos, es posible establecer mediciones tipo mezcla de casos o casemix, que permite medir aquellas situaciones en que un paciente requiere de varios servicios por sufrir de diferentes dolencias. Otro gran avance lo constituyen los sistemas de costeo computarizados.

A diferencia de otros países de América Latina, Venezuela no cuenta con un sistema de cuentas nacionales de salud que aporte información veraz sobre los costos actuales de su sistema de salud. (IESA, 2006, pág. 96)

Las dificultades para el cálculo de costos en el área pública, es conocida. A través de esta investigación, se ha detectado la generalización de la siguiente problemática:

- Inexistencia de base de datos, o sistemas de información específicos para dicho fin. La información se recoge de manera manual.

- Diferencias entre las nomenclaturas utilizadas, entre los diferentes centros o servicios y una completa falta de estandarización con respecto a los servicios, procedimientos o insumos prestados.

- Inexistencia de una normativa compartida sobre cómo deben recogerse dichos datos, los elementos a medir, y la manera de hacerlo.

- Carencia de normativas respecto a la necesidad de recoger, mantener y procesar información entre el personal.

- Falta de una visión gerencial capaz de motorizar esta importante función.

- Desmotivación y desinterés por parte del personal encargado de recoger, o mantener dicha información.

- Percepción equivocada sobre lo que implicaría la recolección eficiente de este tipo de data (temor algún tipo de castigo, a involucrarse en algo que no debe.

- Fragmentación de los centros prestatarios del servicio de salud, en sus diferentes ámbitos.

Sin embargo, es importante aclarar que en Venezuela,

Algunos hospitales han iniciado la implementación de modelos de recolección de datos, con la finalidad de generar información acorde a las necesidades del centro hospitalario, minimizando así el sub-registro de pacientes. Para sacar el costo promedio de un paciente hospitalizado, se han considerado los siguientes aspectos: Partidas de gastos del Hospital, Estadísticas de Productividad Hospitalaria (Egresos por año, Promedio de Estancia, Porcentaje de Ocupación, Días de Hospitalización anual, Días cama anuales, Camas Presupuestadas) y Tasa de cambio promedio del año en estudio. (Díaz Polanco, Informe Sobre Variables Políticas, Socio-Demográficas, Epidemiológicas Financieras Y Medico-Sanitarias que Influyen Sobre el Mercado de Equipos Médicos. Preparado para JETRO, 2012)

Elementos importantes a considerar en Venezuela en cuanto al cálculo de costos son: la alta inflación, el nivel de deuda que el Gobierno mantiene con las prestatarios de salud y el tiempo que tardan en pagar, y los márgenes de deuda y falta de pago de particulares para con los servicios médicos, con respecto al porcentaje que no cubren sus respectivos seguros.

Aparte de ellos, también deben tomarse en cuenta: Constantes cambios y regulaciones en las normativas administrativas, y lentitud en los procesos para la adquisición de divisas.

Formación de Médicos

El buen médico es producto de una larga elaboración y en una fase inicial ha de tener cerca de él una o algunas personas con criterio claro y crítico para que el profesional naciente reconozca en ellas cómo han de ser adquiridos y cómo han de quedar conformados los saberes de la medicina. Los conocimientos en ella nacen con la información, después deben adquirir una base conceptual, y finalmente el médico almacena, de manera progresiva discernimientos en forma de núcleos o patrones en el contexto de problemas médicos concretos. (Academias Nacionales de Venezuela, 2011, pág. 165)

La enseñanza de la medicina se practica en Universidades Nacionales, donde cada facultad cuenta con un hospital público, donde los estudiantes pueden ejercer la praxis correspondiente bajo la guía de sus profesores, al alcanzar el nivel de estudios apropiado. Los egresados de dicha carrera, reciben el título de Médico Cirujano.

Paralelamente el Gobierno estableció sin consultar con ninguno de los organismos colegiados ni gremiales existentes, el "Programa de Formación de Grado en Medicina Integral Comunitaria", el cual se dicta en la "Universidad Bolivariana" y está absolutamente divorciado de las cátedras de las demás universidades, tiene un pensum de estudios distinto y la titulación que otorga es la de Médico Integral Comunitario (M.I.C.).

A fin de legalizar la nueva carrera médica, el 02/11/2011 La Asamblea Nacional modificó parcial-mente las leyes sobre el Ejercicio de la Medicina, otorgando a los médicos integrales comunitarios el mismo rango de los doctores en ciencias médicas y cirujanos. El ordinal 1 del artículo modificado (el No 4) señala que para ejercer la Medicina es necesario "poseer el título de doctor en ciencias médicas, de médico cirujano, o médico integral comunitario, expedido por una universidad venezolana, de acuerdo con las leyes especiales sobre la materia".

Necesidades de salud de la Población Venezolana

La inversión que ha hecho el Gobierno Nacional en materia de salud no es excesiva, ni lo son los recursos con los que cuenta actualmente el área pública, (Bello, Entrevista , 2012), ello considerando el porcentaje de su PIB que dedica al área de la salud, el cual en comparación con países de la OCDC es muy bajo. Sin embargo, se obtendrían mejores beneficios, si dicho monto aunque insuficiente, fuese mejor administrado.

Venezuela, necesita un sistema de salud eficiente, los altos índices de insalubridad, el alto porcen-taje de enfermedades crónicas, los altos ratios de factores de riesgo como tabaquismo, alcoholismo, deficiencias alimenticias, el resurgimiento de enfermedades endémicas así lo demuestran.

Por otra parte, en Venezuela, sí existe envejecimiento poblacional, lo cual representa un gran cambio con los patrones observados en épocas anteriores.

Como puede observarse, las tasas de crecimiento mayores de la población son las de mayores de 50 años, con especial referencia a los grupos de 60 a 69 años y los mayores de 80 años. Esta evolución relativa de la población condiciona, desde el punto de vista sanitario una demanda creciente de servicios destinados a la atención de enfermedades crónicas, producto de la lon-gevidad. Se estima así que para el año 2015, la población mayor de 50 años será de 4.873.123 lo que representa un 53,45 % de aumento con relación al año 2001, según el censo celebrado en esa fecha y que contrasta con el porcentaje de crecimiento de la población menor de 50 años que alcanza un crecimiento de 33,46 % para el mismo lapso en relación con el mismo año de inicio (2001). (Díaz Polanco, Informe Sobre Variables Políticas, Socio-Demográficas, Epidemiológicas Financieras Y Medico-Sanitarias que Influyen Sobre el Mercado de Equipos Médicos. Preparado para JETRO, 2012)

Evolución porcentual quinquenal de la población venezolana

por grupos de edad seleccionados (2000-2015)

Grupos de edad	2000	2005	2010	2015
0-19	43,93	41,39	38,77	36,62
20-39	31,78	31,71	31,97	32,06
40-49	10,66	11,45	11,95	11,77
50-59	6,90	7,89	8,57	9,39
60-69	3,93	4,40	5,24	6,12
70-79	2,19	2,43	2,61	3,01
80 Y +	0,61	0,72	0,89	1,04
TOTALES	100,00	100,00	100,00	100,00

Fuente: (Díaz Polanco, Informe Sobre Variables Políticas, Socio-Demográficas, Epidemiológicas Financieras Y Medico-Sani-tarias que Influyen Sobre el MerCADO. Preparado para JETRO, 2012)

Al igual que el resto del mundo, en Venezuela se observa un incremento en enfermedades crónicas y en el área de prevención poco se ha hecho para remediar esta situación. Uno de los factores de mayor riesgo, lo constituye la alimentación, y en el ámbito Nacional se vivencia un incremento en los trastornos alimenticios. (McCarthy D. , 2009) Otros factores de riesgo lo constituyen la alta ingesta alcohólica, el repunte de enfermedades endémicas, y la insalubridad en general donde gran parte de la población vive en condiciones de hacinamiento y sin acceso a servicios básicos, entre ellos agua potable. (Red de Sociedades Científicas Médicas de Venezuela. Comisión de Epidemiología, 2011, p. 1)

La falta de data estadística coherente, confiable, actualizada, el acceso limitado a la información y la poca transparencia en los procesos, constituyen de por sí claros indicadores de fallas gerenciales.

El gran sacrificio económico que implica para millones de personas tener que costear un seguro, o un servicio prepago, debido a la ineficiencia del sector público, es otro indicador de la falta de gerencia. Basta con ver las inmensas colas que se forman en lugares considerados "laboratorios económicos" o en las "clínicas económicas", donde los servicios cuestan una fracción de lo que cuestan en una clínica privada de 1er nivel, para comprender la magnitud del problema.

La demanda de servicios médicos sigue en aumento, y en momentos en que por medio de seguros privados, la población se ha abierto paso hacia el uso de medicinas y hospitales privados, que de otra manera no podrían costear, la capacidad del sistema no ha crecido. A tal Respecto, la Organización Mundial de la Salud recomienda que en un país por cada mil habitantes existan 3 o 4 camas hospitalarias, pero en Venezuela, entre centros públicos y privados, el promedio no supera 1,35 camas. (Dávila, 2008)

En un país, donde las enfermedades del corazón, y el alto índice de criminalidad generar numerosas emergencias, la situación es aún más grave ya que debiendo haber 2.500 camas, sólo existen 500. (Dávila, 2008)

Falta por ver la reacción que los inversionistas del sector privado van a tener, con respecto a las políticas de control de precios recientemente implementadas por el Gobierno Nacional.

La relación cantidad de médicos por número de habitantes, tampoco resulta favorecedora: por cada 1000 habitantes, sólo hay 1,94 médicos. Sobre la cantidad de enfermeras y su distribución, no hay información. (Díaz Polanco, Informe Sobre Variables Políticas, Socio-Demográficas, Epidemiológicas Financieras Y Medico-Sanitarias que Influyen Sobre el Mercado de Equipos Médicos. Preparado para JETRO, 2012) Debido a los bajos salarios, y la carencia de beneficios para el estudio de la medicina, es poco probable que dicha tendencia se revierta. Al contrario de los millones de empleados públicos que disfrutan de cobertura médica, los médicos venezolanos que trabajan en la FMBA, ni siquiera cuentan con seguro.

CAPÍTULO 3

PROCESOS SUSCEPTIBLES DE SER MEJORADOS POR MEDIO DE LA ADECUACIÓN DE SU PRAXIS GERENCIAL

Partiendo de la metodología propuesta por Elizabeth H. Bradley, Sarah Pallas, Chhitij Bashyal, Peter Berman y Leslie Curry[1] , del Yale Global Health Leadership Institute (Yale School of Public Health[2]) y The Health, Nutrition, and Population Unit, Human Development Network del Banco Mundial[3] , aparte de otra literatura actual sobre la materia, se procedió a identificar patrones en cuanto a necesidades, obstáculos o fallas detectadas, objetivos, estrategias, dimensiones e indicadores. Considerado éste como un ejercicio académico donde no se pretende menospreciar las preferencias idiomáticas o expresiones culturales de ninguna nación en particular.

La metodología conducente a la propuesta de estrategias orientadas a la mejora del SPNS, y las variables en juego fueron vinculadas con algunas escuelas de pensamiento, o modelos que forman parte del Marco Teórico de este Trabajo; con base a los cuales es factible el establecimiento de dimensiones e indicadores que posteriormente permitirán la generación de estrategias que apunten hacia el fortalecimiento del Sistema Venezolano.

Adaptando la metodología seleccionada (Bradley, 2010), al sistema venezolano, el presente objetivo se desarrolló siguiendo los siguientes pasos:

- Contextualización de la organización o sistema dentro de su entorno legal, político y económico.

- Determinación de los elementos que puedan contribuir a fundamentar un marco Estratégico General, misión, objetivo principal metas, etc.

- Análisis del desempeño. En este apartado se examina de acuerdo con la opinión de reconocidos expertos en el área, el desempeño del: SPNS, MPPS y FMBA, en relación con sus logros.

- Detección de brechas de desempeño y posibles causas. Se examinarán los obstáculos reportados por el MPPS, con respecto al ejercicio fiscal del año 2011, categorizándolos de acuerdo con las mismas variables determinadas por el ejercicio anterior a través de metodología de la detección de brechas del desempeño, desarrollada por medio de los mismos indicadores utilizados para definir los resultados deseados. El proceso muestra en términos objetivos la diferencia entre el desempeño actual y el deseado, permitiendo priorizar ya que permite identificar más de uno. Por otra parte, el análisis de las causas, deja al descubierto aquellos factores que impiden el alcance de las metas.

1	(Bradley, 2010)

2	New Haven, USA.

3	World Bank, Washington DC., USA.

Contextualización

Marco Legal

La problemática de la Salud en Venezuela comienza con sus leyes. El artículo 11 de la Ley Orgánica de Salud[1] , atribuye al Ministerio de la Salud la capacidad de establecer las políticas Estatales sobre la salud.

La Ley Orgánica de la Seguridad Social, el Artículo 54, prevé que el Sistema Público Nacional de Salud integra todas las estructuras, órganos, programas y servicios que se sostengan total o parcialmente con recursos fiscales o parafiscales, de manera descentralizada, interguberna-mental, intersectorial y participativa en lo que respecta a la dirección y ejecución de la política de salud, bajo la rectoría del ministerio con competencia en materia de salud en el marco de competencias concurrentes entre las instancias nacional, estatal y municipal que fije la ley que regula el Régimen Prestacional de Salud, con capacidad de actuación en todos los ámbitos de la acción sanitaria pública o privada dentro del territorio nacional. (Díaz Polanco, Informe Sobre Variables Políticas, Socio-Demográficas, Epidemiológicas Financieras Y Medico-Sanitarias que Influyen Sobre el Mercado de Equipos Médicos. Preparado para JETRO, 2012)

El Plan de Desarrollo Económico y Social Simón Bolívar 2007–2013, plantea la transición del País hacia el socialismo, pero en ninguna parte define qué es para ellos el socialismo.

En el marco del proceso Bolivariano ponen en las manos del pueblo la oportunidad de con-solidar los avances logrados y alcanzar niveles superiores de salud, vida y felicidad, mediante la construcción de una nueva institucionalidad en salud y nuevas formas de gestión inter-sectorial, que se articulan con la construcción del Poder Popular y la transición al Socialismo. (MPPS , 2011, p. 8)

Sin embargo efectúan tres contraposiciones teóricas que permiten deducir su concepción de socialismo aplicado a la salud:

La Salud Pública venezolana se ha desarrollado históricamente sobre tres ejes de conflicto: a) La salud como derecho universal versus la salud como beneficencia y asistencialismo; b) La atención de la salud como bien público y responsabilidad del Estado versus la atención de salud como bien privado y responsabilidad individual según las capacidades; y c) La Salud Pública integral (promoción, prevención y recuperación de la salud) versus las concepciones reduccionistas de la Salud Pública restringida a la prevención y control de algunos de los problemas sanitarios que relegan la recuperación a lo privado. Los avances y retrocesos en estos tres ejes han determinado las políticas públicas predominantes sobre salud y calidad de vida en diferentes momentos de nuestra historia republicana, han marcado su carácter de clase y la han conectado con los procesos económicos y políticos que los han caracterizado.

---

1   El nombre del ministerio, es el que correspondía para 1998, fecha de aprobación de esta Ley; aunque ella no aparece como vigente en la sección leyes de la página web de la Asamblea Nacional, http://www.asambleanacional.gov.ve, no encontramos evidencia que haya sido derogada.

(MPPS , 2011, p. 9)

Para lograr esa transición al socialismo, el documento plantea siete directrices de desarrollo:

1) La Nueva Ética Socialista. "La refundación de la nación venezolana, cimentada sobre la fusión de los valores y principios más avanzados de las corrientes humanistas del socialismo y de la herencia histórica del pensamiento de Simón Bolívar". 2) La Suprema Felicidad Social. "La construcción de una estructura social incluyente, un nuevo modelo social, productivo, humanista y endógeno". 3) Democracia Protagónica Revolucionaria. "Consolidar la organización social (…), la fuerza colectiva, reforzando la independencia, la libertad y el poder originario…(…)" 4) Modelo Productivo Socialista. "Trabajo con significado (…); eliminación de la división social, de la estructura jerárquica y de la disyuntiva entre la satisfacción de las necesidades humanas y la producción de riqueza subordinada a la reproducción del capital". 5) Nueva Geopolítica Nacional. …"Modificación de la estructura socio-territorial de Venezuela (…), articulación interna del modelo productivo (…), modelo de desarrollo territorial desconcentrado, definido por ejes integradores, regiones programa, un sistema de ciudades interconectadas y un ambiente sustentable". 6) Venezuela: Potencia Energética Mundial. "…Estrategia que combina el uso soberano del recurso con la integración regional y mundial…". 7) Nueva Geopolítica Internacional. "…Construcción de un mundo multipolar (…), nuevos polos de poder (…) que quiebren la hegemonía unipolar, en la búsqueda de la justicia social, la solidaridad y la garantía de la paz, bajo la profundización del diálogo fraterno entre los pueblos, su autodeterminación y el respeto a las libertades de pensamiento". (MPPS , 2011, p. 9)

Enmarcan la materia de salud, en el segundo numeral, "La Suprema Felicidad Social" que identifican como estrategia, y que consiste en: "Profundizar la atención integral en salud de forma universal", para la cual se plantean los siguientes objetivos:

a. Expandir y consolidar los servicios de atención integral de la salud de forma oportuna y gratuita. b. Reducir la tasa de mortalidad materno–neonatal y post-neonatal en niños de uno a cinco años. c. Fortalecer la prevención y el control de enfermedades. d. Propiciar la seguridad y soberanía farmacéutica. e. Incrementar la prevención de accidentes y hechos violentos. f. Optimizar la prevención del consumo de drogas y asegurar el tratamiento y rehabilitación de la población afectada. Otras estrategias para la Suprema Felicidad Social incluyen: garantizar una vivienda digna; profundizar la educación bolivariana; universalizar una cultura que fortalezca la identidad nacional, latinoamericana y caribeña; garantizar la administración de la biosfera para beneficios sustentables; y, fomentar la participación organizada del pueblo en la planificación de la producción y socialización de los excedentes. (MPPS , 2011, pág. 7)

La estrategia para desarrollar el Sistema Público Nacional de Salud, la llaman simplemente Barrio Adentro. El cual se inició en el año 2003, con la llegada desde Cuba de 53 médicos, y que posteriormente se definió como una Misión y luego como una Fundación Misión, que manifiesta lograr sus objetivos en 4 etapas.

Etapas de Barrio Adentro: I, II, III, IV

Etapas	Objetivos	Plan
Barrio Adentro I Duración: (2003-2005)	Superar la exclusión social en salud	Instalación y operación de 6.576 puntos de consulta en los ambientes residenciales, priorizando las poblaciones tradicionalmente empobrecidas y sin acceso al sistema de salud a nivel urbano y rural.
Barrio Adentro II	Desarrollar un sistema de servicios que ha elevado la capacidad de diagnóstico y de resolución de la 1ra	Centros de Diagnóstico Integral CDI que incluyen servicios de endoscopia, laboratorio clínico, electrocardiografía, oftalmología, emergencias, quirófano (CDI Quirúrgicos), Rx y ultrasonido; las Salas de Rehabilitación Integral destinadas a prestar los servicios de electroterapia, tracción cérvico lumbar, termoterapia, hidroterapia, gimnasio pediátrico y adulto, terapia ocupacional, medicina natural y tradicional, terapia del lenguaje y podología; los Centros de Tecnología Avanzada (CAT)
Barrio Adentro III (2005-2008)	Modernización y adecuación tecnológica de los hospitales existentes	Se trata de que la red hospitalaria se integre a las áreas de salud integral comunitaria, dotándolas de un conjunto de unidades de mayor nivel de complejidad, las cuales asumirían el restante 10% de los problemas que no tienen posibilidad resolutiva en Barrio Adentro I y II. En la primera fase de intervención se adecua la estructura de 160 hospitales en todo el país, con 1.285 obras programadas, de las cuales 345 están ya finalizadas, 627 en ejecución y 313 por inicial, para una inversión inicial de Bs.F. 3.497.439.751.
Barrio Adentro IV		Consiste en el desarrollo de una red de 16 nuevos centros hospitalarios de atención, investigación y formación de talento humano de alto nivel de especialización, para problemas de salud de relevancia nacional que así lo ameriten, y para la cooperación internacional solidaria.

(Red de servicios de primer nivel de atención del nuevo SPNS)

Tabla 7: Etapas de Barrio Adentro: I, II, III, IV
Fuente: (MPPS, 2011)

En la verja de lo amorfo

Sin ley orgánica que lo avale, el SNPS sobrevive gracias a las menciones que de él hace el MPPS, quedando claro que está todavía en proceso de construcción. Ya no es una causa soberana, surgida para solucionar la problemática que la salud representó para una Nación en un momento de su historia, sino que está "basado en Barrio Adentro", siendo que su funcionalidad ha sido tomada por dicha misión, la cual además de "su base" es también "su punta de lanza". La Fundación Misión Barrio Adentro, comparte además la rectoría del Sistema Público de Salud con el MPPS de una manera informal, realidad palpable, tras la revisión de cualquier documento, como el Plan Nacional de Salud, o la memoria y cuenta del Ministerio, donde los objetivos, funciones y logros de ambos, muchas veces aparecen mezclados, tanto que a veces se confunden en un mismo ente. Tal y como lo explica el Dr. Jorge Díaz Polanco:

> El Gobierno Nacional ha venido adoptando decisiones en el campo de las políticas de salud a partir de propuestas surgidas de países con los cuales mantiene una relación privilegiada en el marco de su política exterior, es el caso de lo ocurrido con el gobierno cubano en las áreas de ventas de servicios médicos y otros servicios de salud; de formación de recursos humanos; de productos: medicamentos, vacunas y equipos; y en la de construcción de obras de infraestructura. Igual ocurrió con el gobierno argentino, restringido al área de ventas de equipos, y más recientemente con el gobierno chino, destinada a la adquisición de equipos e insumos para los servicios de atención médica de los establecimientos pertenecientes a la red adscrita al Ministerio del Poder Popular para la Salud (MPPS). La adquisición de estos servicios, equipos, y la construcción de obras se hace en el marco de Convenios entre gobiernos, en el Anexo N° 1 puede verse lo que pauta el Convenio Cuba-Venezuela. (Díaz Polanco, Informe Sobre Variables Políticas, Socio-Demográficas, Epidemiológicas Financieras Y Medico-Sanitarias que Influyen Sobre el Mercado de Equipos Médicos. Preparado para JETRO, 2012)

MISIÓN, OBJETIVOS Y METAS

El documento contentivo de la visión, objetivos, políticas, proyectos y medidas consideradas estratégicas en materia de Salud por el Estado Venezolano es El Plan Nacional de Salud (PNS) 2009-2013/2018.

Sector Salud: Visión
Donde el modelo sociopolítico y el enfoque de la salud integral definen la nueva institucionalidad del MPPS, del SPNS y del Sector Salud: 1.- La situación de salud será compatible con la calidad de vida propia de una sociedad socialista bolivariana; 2.- Construido el Sistema Público Nacional de Salud universal, gratuito, con un modelo de atención integral, con la máxima capacidad científico-técnica, y que garantiza la intersectorialidad para la intervención en los determinantes de la salud. 3.- En todos los niveles de gestión del SPNS estarán operando mecanismos de participación activa de la población organizada y de los órganos del Poder Popular correspondiente, con funciones de corresponsabilidad, planificación participativa y contraloría social". (MPPS, 2009, p. 53)

Sector Salud: Objetivo General
Asegurar una buena calidad de vida y salud de la población, consolidando el Sistema Público Nacional de Salud, estructurado en la Misión Barrio Adentro y enmarcado en la construcción del Poder Popular y la transición al Socialismo del siglo XXI, acorde con los mandatos de la Constitución de la República Bolivariana de Venezuela y el Primer Plan Socialista "Simón Bolívar" 2007 – 2013". (MPPS, 2009, p. 53)

Plan Operativo Anual Nacional

NUEVA INSTITUCIONALIDAD

Alineado con los objetivos institucionales del Plan de la Nación, el MPPS, diseñó 19 Proyectos Estratégicos insertos en el Plan Operativo Anual Nacional (POAN), y 46 proyectos que integraron el Plan Operativo Anual Institucional (POAI), que habrían de desarrollarse durante el ejercicio fiscal 2011.

Políticas	Proyectos Estratégicos	Medidas
Objetivo Estratégico: Consolidar la nueva institucionalidad del Sistema Público Nacional de Salud basado en Barrio Adentro como eje integrador de la red única de servicios, con rectoría única, financiamiento asegurado, desarrollo soberano científico-tecnológico, talento humano de calidad y solidario internacionalmente.		
Política 1 Consolidar la rectoría Pública de Salud sus bases legales y su conducción estratégica acorde con el Plan Nacional de Salud	• Desarrollo del Nuevo Ministerio del Sistema Público Nacional del Salud. • Ordenamiento del sector privado en Salud	• Formular y aprobar la ley de Salud. • Creación del Nuevo Ministerio del Sistema Público Nacional de Salud. • Conformar una Junta Sectorial de salud, para el seguimiento y evaluación del Plan Nacional de Salud.
Política 2 Consolidar la red única de servicios del Sistema Público Nacional de Salud, con atención integral y continua, a partir de Barrio Adentro, basada en las Áreas de Salud Integral Comunitaria, con subsistemas de gestión desconcentrados y articulados con los órganos del poder popular.	• Desarrollo del modo de atención y el modo de gestión en el SPNS en sus distintos subsistemas: Área de salud integral comunal, distrital integral comunitario de salud, Estadal Integral Comunitario de salud, regional integral comunitario de salud. • Articulación de la red integrada de SPNS con las redes sociales desde las ASIC. • Desarrollo de líneas de atención de acuerdo a los problemas priorizados con expresión en todos los subsistemas de la red. • Desarrollo del Sistema de Información y Vigilancia de Salud	• Resolución Ministerial que crea el nuevo ordenamiento en red del SPNS. • Resolución Ministerial que crea la red de urgencia con su respectivo sistema de regulación. • Resolución Ministerial que ordene la integración de todos los establecimientos de salud a las Áreas de Salud Integral Comunitaria (ASIC) de Barrio Adentro. • Resolución conjunta de los Ministerios del PP para la Salud, para la Educación y la Educación Superior, que incorpora la salud reproductiva y la prevención del VIH-SIDA, y de las enfermedades crónicas, en los programas de educación primaria, secundaria, universitaria y Misiones Educativas.

NOTA: Las Áreas de Salud Integral Comunitaria (ASIC) Son consideradas la unidad básica organizativa y operativa de la estrategia de construcción y de gestión del SPNS. Corresponde con el territorio social de varios Consejos Comunales. En la misma se articulan la red de servicios primarios de salud, con las redes sociales comunitarias y otras Misiones Sociales. La red de servicios de la ASIC aplica un modelo integral e intersectorial de atención continua de salud familiar y comunitaria, universal y gratuita. Las ASIC son la unidad básica del SPNS y de las redes de Atención Primaria de la Salud. (MPPS, 2011)

NUEVA INSTITUCIONALIDAD (Continuaci[on...)

Políticas	Proyectos Estratégicos	Medidas
Política 3 Garantizar el financiamiento público del sistema de salud, principalmente, sostenido por el ingreso fiscal, administrado por el Estado; solidario, progresivo y predecible en el tiempo; integrado, que responda a las prioridades sanitarias y se distribuya con equidad en función de los proyectos, con la participación vinculante del poder popular.	• Crear e implementar un sistema de cuentas nacionales de salud que garantice la progresividad y el uso eficiente de los recursos. • Desarrollo del Fondo Único de Salud con expresión en los diferentes niveles territoriales, que garantice la integración de las fuentes de financiamiento. Implementar la rendición pública de cuentas en todos los niveles territoriales e instituciones.	• Crear la normativa del mecanismo equitativo de asignación financiera dentro del sistema que garantice la solidaridad, la transparencia, las prioridades, en función de proyectos. • Decretar la contratación con una aseguradora del Estado, de todos los mecanismos de seguros de salud de los ministerios y organismos adscritos al nivel central
Política 4 Consolidación de la capacidad soberana e independencia científica y tecnológica para producir y garantizar la disponibilidad del talento humano y los recursos científico - técnicos e insumos necesarios para la salud de la población.	• Estructurar la formación, capacitación y gestión del Talento Humano • Desarrollar un sistema nacional soberano con innovación tecnológica para la producción, validación, adquisición, certificación y distribución de medicamentos, equipos e insumos para la salud	
Política 5 Construcción de capacidades para el fortalecimiento de la solidaridad internacional en salud y el liderazgo de Venezuela en las agendas internacionales.	• Fortalecimiento de la solidaridad internacional en formación de talento humano y atención integral en salud • Generar capacidades en el ministerio de salud, cancillería, escuela latinoamericana, acordar posiciones comunes de los países del Alba, Petro-Caribe, para llevar posiciones comunes en materia de salud ante foros y organismos internacionales	

Tabla 8: Plan Operativo Anual Nacional: Políticas, Proyectos y Medidas

Fuente: (Díaz Polanco, Informe Sobre Variables Políticas, Socio-Demográficas, Epidemiológicas Financieras Y Medico-Sanitarias que Influyen Sobre el Mercado de Equipos Médicos. Preparado para JETRO, 2012)

METAS

Metas: Nueva Institucionalidad

Propósito		Año Base 2008	2013	2018
Están adscritos operativamente al Nuevo Ente Rector con competencia en salud, los establecimientos de salud, incluyendo Gobernaciones, Alcaldías, IVSS, IPASME y PDVSA		-	100%	100%
El Sistema Público Nacional de Salud está regido por una única rectoría en su funcionamiento.		-	80%	100%
Estarán en funcionamiento nuevos hospitales del Pueblo especializados		1	6	16
Aumentar la cobertura poblacional de atención médica integral	Atención Primaria - Barrio Adentro I y II	61%	100%	100%
	Atención Especializada - Barrio Adentro III y IV	50%	100%	100%
Aumento de la proporción de los medicamentos esenciales producidos en el país		5%	20%	40%
Aumento de la producción en el país de insumos requeridos por el Sistema Público Nacional de Salud		5%	30%	60%
Incremento de los egresados en distintas profesiones integrados al Sistema Público Nacional de Salud		1.821 médicos generales integrales y odontólogos comunitarios egresados	35.000	80.000
Aumento de los pacientes atendidos en Misión Milagro Internacional		83.000	253.000	618.000
Médicos formados en la ELAM-Venezuela		-	300	2.000

CONDICIONES PROMOTORAS DE CALIDAD DE VIDA Y SALUD

Políticas	Proyectos Estratégicos	Medidas
Objetivo Estratégico: Promover condiciones que favorezcan una producción social de la salud enmarcada en la convivencia solidaria, en armonía con la naturaleza y un modo de vida saludable en los territorios sociales.		
Política 1 Asegurar una alimentación saludable y una nutrición adecuada a lo largo del ciclo de vida, en concordancia con los mandatos constitucionales sobre Salud, Soberanía y Seguridad Alimentaria.	• Producción nacional, disponibilidad y acceso suficiente de alimentos de acuerdo a las recomendaciones nutricionales establecidas por el MPPS. • Promoción de una alimentación saludable para todo el ciclo de vida • Protección nutricional de grupos vulnerables de la población. • Prevención y Control de las Deficiencias de Micronutrientes • Vigilancia y control de inocuidad y calidad de los alimentos.	• Regulación y Control sobre la distribución de alimentos procesados (con grasas trans y elevados contenidos de azúcares refinados y sal) y no procesados: (frutas, verduras, leguminosas), de acuerdo con recomendaciones nutricionales actuales, por la Misión Alimentación (MERCAL, Casas de Alimentación, PDVAL, alimentación de los trabajadores, PAE y Cantinas Escolares). • Elaboración de Normas para la evaluación del Sistema de Gestión de Calidad en Pequeñas y Medianas Empresas (PYME) de la cadena agroalimentaria • Regulación y Control de la publicidad sobre productos alimentarios en los medios de comunicación masiva. • Regulación de contenidos de alimentación saludable en las currícula del sistema educativo, por parte del MPPS.
Política 2 Promoción de territorios sociales que fortalezcan la convivencia solidaria y la seguridad ciudadana en el cotidiano de la vida familiar y comunal.	• Formación de una cultura basada en la tolerancia y el respeto a la vida, en todos los niveles del sistema educativo. • Desarrollo de marcos comunicacionales para que los medios de comunicación masiva promuevan una cultura basada en la paz, la tolerancia y el respeto a la vida. • Fortalecimiento de capacidades de los consejos comunales, órganos policiales y gobiernos locales para la construcción de una cultura de paz y la prevención de factores generadores de violencia. (Posesión de armas, consumo de alcohol, drogas, inadecuada gestión del espacio urbano). • Fortalecimiento de las redes de atención integral. • Desarrollo del sistema de vigilancia epidemiológica de la violencia	• Revisión de la regulación y control de los contenidos violentos en los medios masivos audiovisuales • Ampliación de la regulación y el control para restricción de expendio y consumo de alcohol. • Normativas para la inclusión de contenidos relacionados con la prevención de violencia en todos los niveles del sistema educativo.

CONDICIONES PROMOTORAS DE CALIDAD DE VIDA Y SALUD   (Continuaci[on...)

Políticas	Proyectos Estratégicos	Medidas
Política 3 Asegurar el funcionamiento de un sistema de tránsito seguro para conductores, pasajeros y peatones.	• Fortalecimiento de la educación vial en todos los niveles del sistema educativo, en las escuelas de conductores y en los procesos de expedición de licencias. • Desarrollo de estrategias comunicacionales para educación vial a través de los medios de comunicación masiva. • Fortalecimiento de la vigilancia epidemiológica para accidentes de tránsito (mapa de riesgos).	• Reactivación de la Comisión Interministerial para la Atención, Prevención y Educación Vial (CIAPEV) con una perspectiva de tránsito seguro. • Resolución sobre la estructura de incentivos a instituciones y a funcionarios vinculados al cumplimiento de la legislación de tránsito. • Control automatizado de la velocidad de transporte público y privado en las principales carreteras y autopistas del país. • Actualización de la normativa de tránsito terrestre con una perspectiva de salud pública. • Regulación sobre la venta y publicidad de bebidas alcohólicas en la vialidad interurbana.
Política 4 Asegurar a la población ambientes que favorezcan la actividad física, la recreación, la cultura y el deporte en los centros educativos, laborales y residenciales.	• Consolidación de Barrio Adentro Deportivo, escuelas deportivas y de instalaciones seguras para la recreación y el deporte. • Fortalecimiento de planificación urbana que favorezca el transporte público, las vías peatonales y ciclo-vías y el desarrollo de incentivos para el uso de bicicletas. • Fortalecimiento de capacidades de sistema educativo para adecuar la oferta de educación física a los requerimientos de actividad física desde la perspectiva de la salud pública.	• Regulación para incluir la actividad física en los espacios laborales • Reforma de contenidos curriculares en educación física en todos los niveles educativos • Incorporar normas en regulación de la planificación urbana para favorecer el transporte público, vías peatonales y de bicicletas.

CONDICIONES PROMOTORAS DE CALIDAD DE VIDA Y SALUD (Continuaci[on...)

Políticas	Proyectos Estratégicos	Medidas
Política 5 Promover la salud ambiental del entorno familiar, comunitario, de los centros educativos, de salud, recreativos y de trabajo, que permita el desarrollo de espacios libres de riesgos.	• Construcción y adecuación de viviendas saludables atendiendo a las particularidades sociales y culturales de la población. • Promoción de espacios libres de riesgos ambientales a nivel de las comunidades, viviendas, planteles educativos, establecimientos de salud y centros recreativos. • Corresponsabilidad de la población en la gestión de los desechos sólidos y en el desarrollo de iniciativas de reciclaje a nivel comunitario. • Fortalecimiento de la utilización de gas como fuente de energía • Aseguramiento de condiciones y ambiente de trabajo promotores de calidad de vida y salud, con la participación y organización de los trabajadores	• Decreto sobre la conformidad sanitaria de los centros turísticos • Regulación de la emisión de gases de los vehículos a motor. • Normativas de vivienda saludable para certificación de los planes de vivienda. • Normativas de promoción de salud para certificación de los ambientes laborales

Plan Operativo Anual Nacional: Políticas, Proyectos y Medidas
Fuente: (Díaz Polanco, Informe Sobre Variables Políticas, Socio-Demográficas, Epidemiológicas Financieras Y Medico-Sanitarias que Influyen Sobre el Mercado de Equipos Médicos. Preparado para JETRO, 2012)

Metas: Condiciones Promotoras de Calidad de Vida y Salud

Propósito	Año Base	2013	2018
Disminuir el índice de prevalencia de subnutrición (IPS)	8%	5,5%	2,5%
Aumentar adecuaciones de las disponibilidades alimentarias de calcio	50%	80%	100%
Reducir la mortalidad materna	60,5 por 100.000	48,0	39,0
Reducir la mortalidad infantil	14,2 por 1.000	9 por 1.000	7 por 1.000
Incrementar la esperanza de vida al nacer	73,9 años	77,5	79,9
Reducir la tasa de homicidios	36,1 por 100.000	25 por 100.000	20 por 100.000
Reducir la mortalidad accidentes de transporte	23,20 por 100.000	20,0 por 100.000	15,0 por 100.000
Disminuir la mortalidad por diabetes y enfermedades cardiovasculares	152,2	138,9	125,6
Disminuir la mortalidad por cáncer	68,6 por 100.000	62,7 por 100.000	56,1 por 100.000
Disminuir la desnutrición global	4,2%	3,5%	3,0%
Disminuir el bajo peso al nacer	9%	6%	4%
Disminuir la prevalencia de anemia — En embarazadas	40%	25%	20%
Disminuir la prevalencia de anemia — En <3años	60%	30%	25%
Incrementar la prevalencia de la Lactancia Materna Exclusiva (LME)	27% (2008)	45%	70%
Disminuir el porcentaje de la población de 7-14 años con sobrepeso	19,3% (2007)	15%	12%
Reducir el sedentarismo — Hombres adultos	64%	50%	40%
Reducir el sedentarismo — Mujeres adultas	78%	60%	50%
Aumento de los municipios con manejo integral los residuos y desechos sólidos e integrados a un sistema de Vigilancia Sanitario Ambiental	20 %	40 %	80 %
Incrementar los ambientes controlados productores de vectores con participación de la comunidad	30 %	70 %	100 %
Disminuir los índices de infestación de vectores	16 %	13 %	10 %
Disminuir la prevalencia de enfermedades asociadas a la salud ambiental (dengue, malaria)	5%	10 %	10 %
Incrementar los rellenos de desechos tóxicos operativos y estratégicamente ubicados	-	1	5

PARTICIPACION PROTAGONICA Y PODER POPULAR EN SALUD

Políticas	Proyectos Estratégicos	Medidas
Objetivo Estratégico: Asegurar los mecanismos y espacios que permitan la participación protagónica del Poder Popular en la ejecución, seguimiento, control y evaluación del Plan Nacional de Salud, y su corresponsabilidad en el cumplimiento de las metas institucionales y de intervención sobre los determinantes de la salud en los distintos niveles de gestión de los territorios sociales.		
Política 1 Consolidar la participación protagónica del poder popular en la gestión del Sistema Público Nacional de Salud	• Desarrollo de las instancias, mecanismos y capacidades de los funcionarios y de consejos comunales para la participación	• Regulación de las instancias y mecanismos de participación popular en todos los niveles de gestión del Sistema Público Nacional de Salud
Política 2 Impulsar la participación protagónica del poder popular en los espacios de articulación intersectorial y las instancias institucionales para la promoción de calidad de vida y salud	• Desarrollo de las instancias, mecanismos intersectoriales y capacidades de los funcionarios y de consejos comunales para la participación.	• Regulación de las instancias y mecanismos de participación de los consejos comunales y otros órganos del poder popular en la gestión intersectorial del Plan Nacional de Salud.

Tabla 9: Plan Operativo Anual Nacional: Políticas, Proyectos y Medidas

Fuente: (Díaz Polanco, Informe Sobre Variables Políticas, Socio-Demográficas, Epidemiológicas Financieras Y Medico-Sanitarias que Influyen Sobre el Mercado de Equipos Médicos. Preparado para JETRO, 2012)

Metas: Participación Protagónica y Poder Popular en Salud

Propósito	Año Base	2013	2018
Incrementar la participación de los órganos del poder popular en la planificación, ejecución, monitoreo y evaluación de las acciones de salud en las Áreas de Salud Integral Comunitaria.	-	60%	100%
Incrementar la participación de los órganos del poder popular en la planificación, ejecución, monitoreo y evaluación de las acciones de salud en las Áreas de Salud Integral a nivel de comunas, distrito, estadal y nacional.	-	50%	100%

Políticas Presupuestarias

El Gobierno Venezolano, para la asignación de presupuestos considera:

El Estado como rector del Sistema Público Nacional de Salud, descentralizado y participativo, ejecutará políticas estratégicas para la promoción, prevención, vigilancia, control y regulación de la salud integral, profundizando la atención integral en forma oportuna y gratuita a través de programas y control de enfermedades, asistencia materno infantil, atención y prevención en el consumo de drogas y a garantizar la soberanía farmacéutica, con universalidad, equidad, solidaridad, honestidad, responsabilidad y celeridad, en procura de la calidad de vida de la población venezolana, de forma articulada, corresponsable y participativa.

Dichas políticas serán desarrolladas a través de:

•	Atención a la formación de profesionales del nivel primario y de especialidades, así como la rehabilitación de hospitales y centros de diagnóstico; ampliación y mejora de la infraestructura hospitalaria y centros de diagnósticos; que brindan servicio integral gratis a todos los ciudadanos. Para el logro de estos objetivos, se tiene previsto continuar con la estrategia de los Consultorios Populares, los Centros de Diagnóstico Integral, las salas de rehabilitación integral)SRI= y los Centros de Alta Tecnología.

•	Fortalecer y optimizar la investigación sobre uso y abuso de sustancias estupefacientes y sicotrópicas; acciones educativas sobre la prevención en cuanto al consumo de drogas; consolidación de todos los centros que prestan asistencia ambulatoria para esta población y asegurar el tratamiento y la rehabilitación de la población afectada. (Asamblea Nacional de la República Bolivariana de Venezuela, 2012, pág. 167)

El MPPS fue uno de los Órganos de la República que recibió mayor asignación presupuestaria:

El Ministerio del Poder Popular para la Salud, para el ejercicio fiscal 2012, asigna créditos presupuestarios orientados a continuar con los avances en la prestación de sus servicios, bajo los enfoques de objetivos y políticas institucionales, enmarcadas en el Plan Nacional de Salud, tales como: consolidar la institucionalidad del sistema público de salud, establecer condiciones promotoras de calidad de vida y salud, asegurar mecanismos y espacios que permitan la participación protagónica del poder popular, disminuir las brechas sociales de la población, contribuyendo a elevar la calidad de vida y buscando garantizar el impacto social en la ejecución de los proyectos banderas: Misión Barrio Adentro I, II, III y IV, Plan Nacional de Vacunación, proyecto Madre-Misión Niño Jesús, plan de Salud Indígena, fortalecimiento de la red de suministro y distribución de medicamentos. (Asamblea Nacional de la República Bolivariana de Venezuela, 2012, pág. 126)

Fuentes de Financiamiento para la Salud Pública

Presupuesto asignado para la salud

La asignación presupuestaria asignada en la Ley de Presupuesto Fiscal 2012, al sector salud, uno de los sectores sociales definidos en la clasificación sectorial del gasto previsto en las leyes de presupuesto venezolanas, es de 25.679,5 millones de bolívares.

Sector	Monto
Educación	37.226,20
Seguridad Social	32.458,20
Salud	25.679,50
Desarrollo Social y Participación	13.440,70
Cultura y Comunicación Social	2.115,30
Vivienda, Desarrollo Urbano	3.253,20
Ciencia y tecnología	1.544,50

Tabla 10: Presupuesto asignado por sectores sociales para 2012

Fuente: (Asamblea Nacional de la República Bolivariana de Venezuela, 2011)

De ese monto en el Artículo 44 de la Ley de Presupuesto Para el Ejercicio Fiscal 2012, se otorga al MPPS Bs 19.451.516.006 millones en créditos presupuestarios.

Lo que representa el 6,5 % del Presupuesto de Gastos aprobados en la Ley de Presupuesto para el Ejercicio Fiscal 2012 y el 1,2 por ciento del PIB. Esta asignación a su vez expresa que el MPPS recibe el 75,74% del total de gastos del sector. (Díaz Polanco, Informe Sobre Variables Políticas, Socio-Demográficas, Epidemiológicas Financieras Y Medico-Sanitarias que Influyen Sobre el Mercado de Equipos Médicos. Preparado para JETRO, 2012)

La cifra representa un gran incremento en relación con el año anterior, cuando se destinaron Bs 9,3 millardos. De dicha asignación, el MPPS debe efectuar transferencias de recursos a:
- Entes descentralizados que tutela: Bs. 3.266,5 millones
- Poder Estadal: Bs. 6.017,2 millones
- Poder Municipal: Bs.11,03 millones.

Sin embargo, luego se observa, una asignación mayor para los entes descentralizados, la cual asciende a Bs. 7.774,2 millones. Al respecto, el Dr. J. Díaz Polanco, observa:

La explicación que damos a este hecho es que posiblemente esta estimación corresponda a lo que se considera sea el presupuesto acordado al final del ejercicio fiscal 2012 de estos entes descentralizados. La base de nuestra hipótesis se sustenta en que la suma estimada de asignaciones a los entes nombrados en el texto que se transcribe a continuación, adscritos al MPPS, alcanza un monto de Bs. 6.107 millones. (Díaz Polanco, Informe Sobre Variables Políticas, Socio-Demográficas, Epidemiológicas Financieras Y Medico-Sanitarias que Influyen Sobre el Mercado de Equipos Médicos. Preparado para JETRO, 2012)

Otras fuentes de financiamiento

Fuente de financiamiento		Definición	Monto asignado
	Situado Constitucional	Partida equivalente a un máximo del 20,0 % del total de los ingresos ordinarios estimados por el Ejecutivo Nacional, en el Proyecto de Ley de Presupuesto anual, de acuerdo con la norma constitucional, correspondiendo 80,0 % a los estados y el Distrito Capital, y 20,0 % a los municipios. El monto que corresponde a las entidades federales incluido el Distrito Capital, se distribuye de la manera siguiente: 30,0 % por partes iguales y el 70,0% restante en proporción a la población de cada una de dichas entidades territoriales."	DESCONOCIDO: "[...] en cada ejercicio fiscal, los estados destinarán a la inversión un mínimo del 50,0 % del monto que les corresponde por concepto de situado. Para tal efecto, la Ley Orgánica de Descentralización, Delimitación y Transferencias de Competencias del Poder Público, en su artículo 20, define los programas y proyectos que conforman los gastos de inversión, a los cuales deben orientarse dichos recursos, en los términos siguientes: Programas de salud y asistencia social, especialmente los nutricionales, la construcción y dotación de edificios médico asistenciales, la construcción de acueductos rurales, la construcción y el financiamiento de viviendas de interés social".
	Fondo de Compensación Interterritorial	"Las entidades político territoriales destinarán estos recursos (los del Fondo de Compensación Interterritorial) , exclusivamente a gastos de inversión en proyectos formulados conforme a los lineamientos y políticas de la Comisión Central de Planificación y aprobados por la Secretaría del Consejo Federal de Gobierno; en todo caso, serán destinados al financiamiento de proyectos de infraestructura, sociales, de servicios, productivos y científicos tecnológicos, de acuerdo con los planes estadales, en concordancia con los planes de la Nación y los planes sectoriales."	DESCONOCIDO: "[...] el Consejo Federal de Gobierno ha asignado a los estados y al Distrito Capital la cantidad de Bs. 6.024,5 millones; cuya discriminación corresponde al Consejo Federal de Gobierno, a través de la Secretaría, basándose en los parámetros establecidos en la normativa legal y técnica establecida para tales fines."
	Ingresos propios	"Los estados disponen adicionalmente de una variedad de fuentes de financiamiento distintas a las transferencias y aportes asignados por el Ejecutivo Nacional, las cuales provienen, entre otros, de la administración de su patrimonio, y las que resultan del ejercicio de la potestad tributaria que le confieren las leyes nacionales y estadales, tales como: los ingresos del dominio minero; venta de papel sellado, estampilla y timbres fiscales; venta de productos de loterías, bienes y servicios; alquileres; intereses por depósitos a la vista; venta de publicaciones oficiales y formularios; concesiones de bienes y servicios.	DESCONOCIDO

Tabla 11: Otras fuentes de financiamiento
Fuente: (Díaz Polanco, Informe Sobre Variables Políticas, Socio-Demográficas, Epidemiológicas Financieras Y Medico-Sanitarias que Influyen Sobre el Mercado de Equipos Médicos. Preparado para JETRO, 2012)

Exposición de Motivos del Proyecto Ley de Presupuesto 2012 (Asamblea Nacional de la República Bolivariana de Venezuela, 2011)

Fundación Misión Barrio Adentro (FMBA)

Luego de la misión Alimentación, constituye la segunda iniciativa social con mayor asignación de fondos. Se observa que desde su inicios como una extensión del sistema de salud primario orientada hacia la prestación de servicios de salud, continuó creciendo hacia el área de infraestructura, luego hacia el área de procura y equipamiento, continuó por la capacitación tecnológica y ahora también por el área educativa, ámbitos mucho más complejos y costosos, en detrimento del principal objetivo, que definió su llegada al país: el fortalecimiento de la atención primaria.

Proyectos Ejecutados[1] Fundación Misión Barrio Adentro

Nombre del Proyecto	Monto Aprobado 2011 (en bolívares)	% de Avance Físico 2011	% de Avance Financiero
Atención odontológica integral a la Población Venezolana.	89.640.455	40	72
Fortalecimiento de los Consultorios Populares en Barrio Adentro I	633.965.386	128	88
Consolidación de la red ambulatoria especializada (Centros de Diagnóstico Integral, Salas de Rehabilitación Integral y Centros de Alta Tecnología).	1.322.366.806	69	71

Tabla 12: Proyectos Ejecutados. Fundación Misión Barrio Adentro

[1] Data no comprobada

A grandes rasgos, los proyectos desarrollados por la FMBA, tienen las siguientes características:

Ubicación	Todo el territorio Nacional
Vinculación con el MPPS	En la definición de proyectos, memorias y cuenta, etc., aparecen trabajando con diferentes órganos ejecutores y direcciones del MPPS, tales como: Dirección General del Nivel de Atención en Salud, Dirección General de la Red de Hospitales, Dirección General de la Red Ambulatoria Especializada, y direcciones estadales. En la Memoria y cuenta del MPPS, se observa en cada caso, traspaso de recursos hacia la FMBA.
Proyectos	Aparecen bajo diferentes políticas y objetivos estratégicos, que en su mayoría tratan de la Expansión y consolidación de servicios de salud para fortalecer el Sistema Nacional de Salud Pública y a la ejecución de la misión en todas sus modalidades (I, II, III, IV).
Principales actividades mencionadas en los proyectos	• Consultas médicas en consultorios populares (casos vistos en terreno, vidas salvadas, partos atendidos) • Tratamientos con medicina natural y tradicional • En los CAT, se realizaron 41.470.768 exámenes a pacientes con equipos de alta nivel de complejidad tales como: en mamografías, resonancias magnéticas, tomografías axiales, densitometrías ósea, ultrasonido tridimensional. • Atención Odontológica: Misión Sonrisa • Actividades educativas. • Equipamiento y dotación de insumos médicos (quirúrgicos y descartables) y no médicos • Dotación de medicamentos Servicio de Elaboraciones Farmacéuticas (SEFAR) • Estudios a productos farmacéuticos, naturales, paramédicos, cosméticos, cigarrillos y productos derivados del tabaco, con la finalidad de verificar la calidad, seguridad, eficacia e inocuidad, con fines de registro y control sanitario. • Formación de Agentes Comunitarios de Atención Primaria de Salud (ACAPS) • Equipamiento de alta tecnología 39 servicios de hemodinamia, cirugía cardiovascular, gastroenterología y osteosíntesis • Establecimiento de redes de informática por medio del Satélite Simón Bolívar para desarrollar salas de capacitación triaje virtual (con fines diagnósticos, administrativos y educacionales Telesalud) • Atención médica a través de intervenciones de alta complejidad, medicina general y especializada, con diagnóstico, tratamiento y rehabilitación • Aplicación de vacunas • Generación de estadísticas de salud • Asistencia primaria y hospitalaria • prevención y control de enfermedades • Ejecución de medidas de saneamiento ambiental: inspecciones sanitarias, a fin de mantener los controles epidemiológicos para el aedes aegypti, malaria, roedores, así como también inspecciones a establecimientos de alimentos, salas de rayos X, edificaciones entre otras. Eliminación de criaderos. (MPPS, 2012)

Tabla 13: Características de los proyectos desarrollados por la FMBA

Fuente: Propia, a partir de información tomada principalmente de (MPPS, 2012)

FMBA: Organigrama Estructural

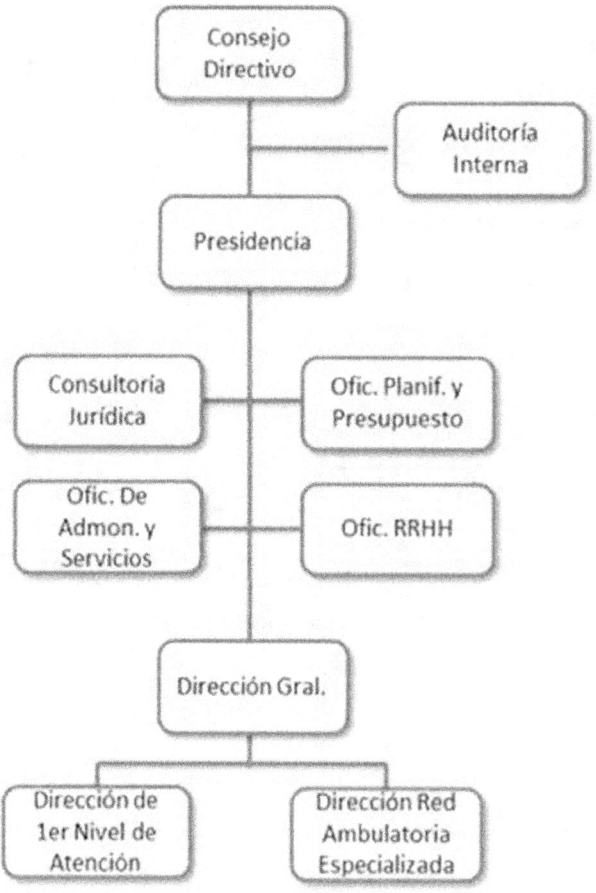

Gráfico 5: FMBA: Organigrama Estructural
Fuente: (MPPS, 2012)

Recursos Transferidos

Para el Ejercicio Fiscal 2011 la Fundación Misión Barrio Adentro (FMBA) tuvo una asignación en Ley de Presupuesto de Bs.1.127.595.914, de los cuales el Ministerio del Poder Popular para la Salud (MPPS) asignó por recursos Ordinarios Bs. 286.124.532, distribuidos de la siguiente manera:

Bs.82.976.114 para las Acciones Centralizadas y Bs.203.148.418 a los Proyectos. Por otra parte, el Ministerio del Poder Popular del Despacho de la Presidencia (MPPP) asignó a los Proyectos Bs.841.471.382 (recursos Ordinarios).

Nombre del Proyecto	Monto Presupuesto Ley	Traspasos	Crédito Adicional	Presupuesto Modificado 2011
Atención Odontológica Integral a la Población Venezolana	52.398.263	10.604.006	26.638.184	89.640.455
Fortalecimiento de los Consultorios Populares en Barrio Adentro I	351.231.683	7.906.866	274.826.838	633.965.386
Consolidación de la Red Ambulatoria Especializada (Centros de Diagnóstico Integral, Salas de Rehabilitación Integral y Centros de Alta Tecnología)	640.989.854	75.864.423	605.512.530	1.322.366.806
Acción Centralizada	82.976.114	71.965.666	1.260.712.306	1.271.722.754
Totales	1.127.595.914	22.409.629	2.167.689.858	3.317.695.401

Tabla 14: Recursos Transferidos FMBA

Fuente: (MPPS , 2011)

Se recibieron recursos vía crédito adicional, que ascienden a la cantidad de Bs. 1.543.421.746 para gastos de Personal, de funcionamiento y continuación de diversos Proyectos del Ministerio del Poder Popular para la Salud (MPPS), de los cuales, Bs. 628.198.227 fueron asignados a los Proyectos y Bs. 915.223.519 se incorporaron a las Acciones Centralizadas.

Asimismo, se aprobó un incremento del presupuesto por disponibilidad en Caja de Bs. 624.268.112,00 de los cuales Bs. 278.779.325,00 fueron destinados para los Proyectos y Bs. 345.488.787,00 para Acciones Centralizadas, imputados por la fuente de Financiamiento de recursos (MPPS, 2012)

Obstáculos Reportados

Mencionan que durante la ejecución de los proyectos en el Ejercicio Fiscal 2011 se presentaron dificultades administrativas e institucionales, debido a la implementación del Sistema de Información de Gestión Administrativa para instituciones del Sector Público (SIGESP) a mediados del 2010 y el subsecuente inicio de carga de data a fin de "optimizar los procesos administrativos", reconociendo que es "necesario tener un mejor control sobre la operatividad de esta Fundación a nivel nacional." (MPPS, 2012)

Líneas y Planes de Acción para el 2012

La Fundación Misión Barrio Adentro, manifestó que se plantea a futuro proseguir con tres Proyectos en los que venía trabajando en el 2011, bajo el título: "Fortalecimiento de los Consultorios Populares en Barrio Adentro I"; cuya asignación es de Bs. 581.724.356, y que están orientados hacia la consecución de los siguientes objetivos:

i) Atención integral, gratuita, oportuna y de calidad durante la ejecución de consultas a los pacientes que acuden a los consultorios populares, con una meta de 10.856.930; ii) Adquisición de insumos y dotación de equipos para el mantenimiento preventivo y correctivo de los consultorios populares, al Proyecto "Consolidación de la Red Ambulatoria convencional (Centros de Diagnóstico Integral, Salas de Rehabilitación Integral y Centros de Alta Tecnología)", con una inversión asignada de Bs. 1.128.669.915, contará con dos Acciones Específicas: I) Adecuación de 1.134 centros asistenciales pertenecientes a la red ambulatoria especializada para la atención integral en salud a pacientes que lo requieran.; II) Fortalecimiento de 23 equipos de coordinación regional de Barrio Adentro II, para realizar control integral de gestión de establecimientos pertenecientes a la red ambulatoria especializada (CDI, SRI, CAT). La Fundación ejecutará un tercer proyecto denominado "Atención odontológica integral a la población Venezolana", con una inversión asignada de Bs. 24.166.243, que contará con dos Acciones Específicas: I) Atención a 14.520.000 personas provenientes del 2do nivel de los Centros de atención odontológica integral II) Adquisición de insumos y dotación de material médico quirúrgico y papelería para los centros de odontología fase I. (MPPS, 2012)

Por parte del Gobierno Nacional no hay mayor acceso a data que la suministrada en los parágrafos anteriores. De la lectura de documentos oficiales no se desprende mayor información. Son muchas las interrogantes y pocas las respuestas:

- ¿Bajo qué criterio se seleccionaron los proveedores y contratistas?
- ¿Quiénes son y cuál es realmente su participación en los proyectos?
- ¿Se efectuó alguna evaluación objetiva de su desempeño?
- ¿Se efectúa un seguimiento de los suministros?
- ¿Los procesos de procura fueron avalados por algún organismo certificado?
- ¿Los materiales y suministros cumplen con criterios de especificidad para sus aplicaciones en el área médica?

Luego de analizar la relación entre financiamiento y los resultados de los proyectos ejecutados para la red ambulatoria especializada, el Dr. J Díaz Polanco identifica cuatro rasgos que caracterizan la Gestión de la FMBA durante el lapso comprendido entre 2006 y 2010:

1- Ineficiencia en la gestión. Los niveles de ejecución física y financiera han sido muy bajos, en el caso de la ejecución financiera, oscilan en un rango que va del 26% al 56%; en consecuencia, el problema de no haber finalizado oportunamente las obras iniciadas, pareciera no estar relacionada con la falta de recursos sino con ineficiencia en la gestión, a la que no se refirió el Presidente en marzo del 2010, cuando dijo: "Porque si a mí me dicen, como le digo a mis ministros que me digan, que me digan con tiempo (que no alcanzan los recursos), bueno yo hago, porque uno maneja la cosas".

2-Los montos de las asignaciones han ocurrido en su mayoría por la vía de modificaciones presupuestarias, tipo créditos adicionales; en casi todos los casos violando las disposiciones de la ONAPRE que señala que los créditos presupuestarios son incrementos que se acuerdan, entre otros, a los proyectos que expresamente señalen la Ley de Presupuesto y la Distribución General de cada año.

3- Los obstáculos en la ejecución de los ingentes recursos recibidos, no pueden ser atribuidos únicamente a las unidades ejecutoras que los reciben, tal como puede apreciarse con lo ocurrido: a. Con el crédito Adicional de Bs. 1.355.050.000.000,00 , aprobado en junio del 2007 , del cual sólo ingresaron a la caja de la FUNDEEH Bs. 691.075.500.000,00, con el agravante que ello ocurrió seis meses después de la fecha en que estos recursos fueran aprobados por la Asamblea Nacional; y b. Con la tardanza con que la Tesorería Nacional debita los recursos disponibles en el Sistema de Administración Financiera de Créditos Adicionales (SAFCA), tal como sucedió en el 2009 con Bs. 16.027.227,00, que fueron debitados en fecha 18/12/09, "lo que trajo como consecuencia la no cancelación de los compromisos pendientes a las empresas contratistas, así como la continuidad del proyecto en referencia."

4. Fallas en la supervisión, control del gasto y uso de los recursos. La Asamblea Nacional cuyo ejercicio finalizó en diciembre del 2010, inicio una investigación sobre el manejo de los recursos del crédito adicional otorgado en el 2007 por Bs. 1.355.050.000.000,00. Esta investigación no fue más allá de la entrega del Informe del diputado Tirso Silva al Presidente de la Subcomisión Mixta de Seguimiento a los Recursos Adicionales autorizados al Presupuesto de Gastos del Ministerio del Poder Popular para la Salud que serán Transferidos al Instituto Nacional de Higiene "Rafael Rangel" (INRR), en el cual se pueden leer, entre otras, las siguientes conclusiones: "Se desconoce si las obras contratadas para los Hospitales fueron sometidas a procesos licitatorios [..] Se observó que se les otorgó anticipos a las empresas contratadas en los diferentes establecimientos hospitalarios. Sin embargo, se desconoce si éstas presentaron las garantías correspondientes (Fianza de Fiel Cumplimiento y Fianza de Anticipo) (Díaz Polanco, Informe Sobre Variables Políticas, Socio-Demográficas, Epidemiológicas Financieras Y Medico-Sanitarias que Influyen Sobre el Mercado de Equipos Médicos. Preparado para JETRO, 2012)

Inversión en la construcción de nuevos hospitales

La Primera parte del Programa Barrio Adentro IV, aparece descrita en el Plan Nacional De Salud 2009-2013/2018:

Consiste en el desarrollo de una red de 16 nuevos centros hospitalarios de atención, investigación y formación de talento humano de alto nivel de especialización, para problemas de salud de relevancia nacional que así lo ameriten, y para la cooperación internacional solidaria. Actualmente está en ejecución la primera fase con 6 hospitales para una inversión de Bs. F. 1.272.370.000. (MPPS, 2009, pág. 22)

Lidia Nesterovsky

Obras a iniciar. Programa Barrio Adentro IV (1ra. Fase)

Anteproyecto	Tipo	Ubicación	Inversión estimada (Bs.F.)
Hospital General y Gastroenterología	III	El Vigía Estado Mérida	217.150.000
Hospital General y Urología	III	Valle de la Pascua Estado Guárico	161.250.000
Cardiológico de Adultos (Cirugía cardiovascular, hemodinamia y trasplante cardíaco. Incluirá un banco de tejidos y laboratorios de electrofisiología)	IV	Montalbán-Caracas Distrito Capital	187.695.000
Centro Nacional de Cáncer (Para atención especializada en diagnóstico y tratamiento de enfermedades neoplásicas)	III	Guarenas Estado Miranda	308.525.000
Hospital General, Toxicológico y Oncológico	III	Barinas Estado Barinas	204.250.000
Hospital General y Materno Infantil (con concentración en maternidad y pediatría)	III	San Fernando Estado Apure	193.500.000
TOTAL			1.272.370.000

Tabla 15: Obras a iniciar. Programa Barrio Adentro IV (1ra. Fase)

Fuente: (MPPS, 2009)

Análisis sobre la ejecución de algunos de los proyectos relativos a la construcción de nuevos hospitales por parte de la FMBA.

Financiamiento	Resultados
2011. El número total de hospitales por construir señalado en el PNS2009-2013/2018, difiere del anunciado en abril del 2011 por la ministra del MPPS, "En los próximos meses culminaremos el hospital de Zaraza en el estado Guárico con disponibilidad para 120 camas; el hospital de Agua Blancas, Portuguesa; el Materno Infantil de Barinas; la Maternidad en Valle Coche, Distrito Capital", [...] "En total son 10 hospitales en su fase final de dotación de equipos y 16 para terminar el año que viene". Difiere también de los datos proporcionados en Resumen de Salud, un documento contentivo de cuadros y gráficos puestos en circulación entre los miembros del alto gobierno de la República Bolivariana de Venezuela.	De los diez hospitales que se mencionan, que deberían estar concluidos en el 2011, ninguno ha sido inaugurado.
2006 al 2012 Bs. No definido Financiamiento: No definido Proyecto: Dar continuidad a la construcción de 06 hospitales tipo IV a nivel nacional enmarcados en la Misión Barrio Adentro IV" y la "Construcción de hospitales enmarcados en la Misión Barrio Adentro IV".	El costo de estos hospitales y su fuente de financiamiento no puede ser establecido con precisión, de acuerdo a la información contenida en la página web http://www.fccv.org.ve/noticias/04-09/21.html del Banco de Desarrollo Económico y Social de Venezuela (Bandes), este Banco, a través del Fondo Conjunto Chino Venezolano (FCCV), financia la construcción de los seis hospitales mencionados - cuya ente ejecutor es la Fundación de Edificaciones y en el año 2012, con un monto superior a los 141 millones de dólares para la primera etapa de las obras. Estos hospitales forman parte de una cartera de 127 megaproyectos en diversas áreas que se ejecutan a través del FCCV. Sin embargo, otra fuente, el Fondo de Desarrollo Nacional (FONDEN), en su página web http://www.fonden.gob.ve/index.php?m=11&f=37, informa haber financiado por un monto de USD$ 187.188.865,06 para el desarrollo de un proyecto denominado Barrio Adentro IV, cuyo ente ejecutor es la Fundación de Edificaciones y Equipamientos Hospitalarios (FUNDEEH), adscrita al MPPS. Así como dos proyectos bajo el nombre Misión Barrio Adentro IV "Segunda Etapa", por un monto de USD$ 149.853.746,78 y 223.817.961,39, con un ente ejecutor distinto, la Fundación Propatria 2000, adscrita al Ministerio del Poder Popular para Transporte y Comunicaciones. En la descripción de ambos proyectos se señala que los recursos asignados son para "dar continuidad a la construcción de 06 hospitales tipo IV a nivel nacional enmarcados en la Misión Barrio Adentro IV" y la "Construcción de hospitales enmarcados en la Misión Barrio Adentro IV". Al financiamiento señalado deben agregarse los Bs. F 856,04 millones contemplados en el crédito adicional aprobado por la Asamblea Nacional en julio del 2011 para efectuar la cancelación de 30% de la contratación por Bs. F 2.853,48 millones previstos para dar continuidad a la construcción de seis (6) hospitales de especialidades, con un lapso de ejecución de 18 meses, aproximadamente, ubicados en los Estados: Miranda, Barinas, Mérida, Guárico, Apure y Distrito Capital, en el marco de la Misión Barrio Adentro IV.

Tabla 16: FMBA ejecución proyectos de construcción. Hospitales

(Díaz Polanco, Informe Sobre Variables Políticas, Socio-Demográficas, Epidemiológicas Financieras Y Medico-Sanitarias que Influyen Sobre el Mercado de Equipos Médicos. Preparado para JETRO, 2012)

21   Diario El Universal, 19 de abril del 2011
22   El FCCV fue constituido en el año 2008, con el aporte de 4 mil millones de dólares del gobierno Chino y 2 mil millones de dólares del gobierno de Venezuela, para un monto total de 6 mil millones de dólares. Posteriormente, fue ampliado con otros 4 mil millones dólares aportados por China y 2 mil millones más por Venezuela. Esta ampliación fue materializada en el año 2009, con el desembolso de dichos recursos por parte del Banco de Desarrollo de China, logrando así la ampliación del FCCV a 12 mil millones de dólares, con lo cual los recursos aportados al FCCV totalizan 18 mil millones de dólares desde su inicio .A los recursos enmarcados en la cooperación con China, se suma el Financiamiento de Gran Volumen y Largo Plazo (FGVLP), con un monto de hasta 20 mil millones de dólares, agregado en la Novena Comisión de Alto Nivel, celebrada en el año 2010. Prensa FONDEN – Caracas 20/06/2011.http://www.fonden.gob.ve/index.php?m=15&n=132

CAPÍTULO 4

DESCRIPCIÓN DEL DESEMPEÑO

En este apartado se analiza de acuerdo con la opinión de reconocidos expertos en el área, el desempeño del SPNS, MPPS y FMBA, en relación con sus logros. Posteriormente, se examinarán los obstáculos reportados por el MPPS, con respecto al ejercicio fiscal del año 2011, categorizándolos de acuerdo con las mismas variables determinadas mediante la metodología seleccionada (Bradley, 2010).

Se trata de establecer vínculos entre las ideas y las variables. La fuerza y la direccionalidad de estos vínculos pueden transformarse según el contexto organizacional. Comprender la totalidad del rendimiento de la organización requiere la atención a los resultados en su conjunto, con una visión holística. Posteriormente dicha data será cotejada con la localización de obstáculos efectuada por los organismos analizados, a fin de determinar las áreas gerenciales a la cual pertenecen, y poder generar estrategias que apunten hacia su solución.

Tener en cuenta el rendimiento en cada uno de los patrones comunes y áreas gerenciales es importante para guiar el proceso de identificación de las brechas de desempeño y las prioridades de mejora. Los parámetros de cada uno pueden revelar problemas de rendimiento poco aparentes o posibles sinergias en cuanto a la intervención en varios elementos. (Bradley, 2010) Esto resulta particularmente importante para comprender el desempeño organizacional integral, como por ejemplo, la inversión de recursos en un área específica, ej. la mejora del acceso, puede limitar los recursos en otra, ej., la mejora de la calidad. También pueden existir vínculos entre diferentes patrones, bajo rendimiento en uno puede contribuir al bajo rendimiento en otro. (Por ejemplo, la ineficiencia puede afectar a la sostenibilidad; la mala calidad podría reducir la utilización y la baja utilización puede limitar las oportunidades para el aprendizaje). La fuerza y la direccionalidad de estos vínculos pueden variar según el contexto organizacional. Comprender cabalmente el rendimiento organizacional requiere atender cada área gerencial.

Esta metodología permite comprender la manera de funcionar de las organizaciones o sistemas, en qué están fallando y cómo pueden mejorar su gestión. El uso de diferentes indicadores, unido a una data amplia que informe de manera cualitativa sobre las fallas o alternativas de acción ha resultado exitoso en numerosos países.

Patrones comunes: áreas gerenciales, dimensiones e indicadores

Objetivos	Área Gerencial	Dimensiones	Indicadores
Garantizar la calidad del servicio.	Gerencia de la Calidad	• Calidad de la atención • Calidad de la gerencia • Calidad de la experiencia del Paciente	• Existencia y adherencia a Guías Clínicas • Disminución de errores Médicos • Disponibilidad de Suministros Médicos • Sistema de Registros Médicos Funcionales • Existencia de mecanismos para medir la satisfacción del Paciente
La prestación de un servicio eficiente.	Gestión de Operaciones	• Ratio Costo-Servicio • Ratio Personal-Servicio • Volumen Paciente-procedimiento	• Ratio médicos * paciente • Ratio enfermeras * cama • No de camas • Volumen de Pacientes atendidos • Volumen de Pacientes en espera
Procurar el mejor uso de los recursos con los que cuenta la organización a todos los niveles y en todos sus ámbitos.	Gerencia del Uso	• Relación: capacidad de atención–volumen de pacientes • Pacientes/procedimientos en Relación con las características de Salud de la Población en general	• % de camas ocupadas • % de visitas ambulatorias • % de Embarazadas que reciben atención prenatal
Garantizar el acceso de los servicios de salud a la mayor parte de la población beneficiaria.	Gerencia del Acceso	• Acceso Físico/geográfico • Acceso Financiero • Acceso Lingüístico/cultural • No discriminación en la prestación del servicio (Trato Equitativo pecado importar La edad, Género, raza, etnia, religión, Clase, etc.) • Acceso a la Información • Acceso a las estadísticas e indicadores de gestión • Disponibilidad del servicio / de los recursos	• Distancia geográfica entre las instalaciones • Dispersión de las instalaciones en las ciudades • Dispersión de las instalaciones en zonas rurales • Disponibilidad de traslado al centro • Horario de atención • Ausentismo/disponibilidad de los Trabajadores en las instalaciones • Accesibilidad de los Servicios • Accesibilidad de los Servicios para minusválidos, ancianos, ciegos, sordos, etc. • Disponibilidad de servicios para minorías incluyendo personas con SIDA o grupos especiales

Tabla 17: Patrones comunes: áreas gerenciales, dimensiones e indicadores
Fuente: Propia, desarrollada a partir de (Bradley, 2010)

Patrones comunes: áreas gerenciales, dimensiones e indicadores   (...Continuación)

Objetivos	Área Gerencial	Dimensiones	Indicadores
Procurar el aprendizaje organizacional.	Gerencia del Conocimiento. La Organización que aprende	• Existencia de mecanismos para generar y documentar data y procesos • Procesos para la Auditoria de Datos • Procesos de retroalimentación • Adopción de procesos innovativos - Capacitación / Educación Continua para sus empleados	• Uso de recursos gerenciales de avanzada • Uso del Cuadro de Mando integral (balanced scorecard) • Presencia de Buzón de Sugerencias • Presencia de Ombudsman • Mecanismos de reporte desde las bases hacia la dirección hospitalaria. Por ejm: de las enfermeras, o empleados en general hacia la Dirección del Hospital • Existencia de métodos para la mejora continua
Lograr que la organización sea sostenible y que permanezca y se desarrolla en el tiempo.	Gerencia de la sostenibilidad	• Soporte Político • Soporte comunitario • Soporte financiero / obtención y dotación de recursos • Disponibilidad de recursos humanos especializados • Compromiso/identificación del personal • Capacidad de planificación/proyección	• La Participación de Líderes Comunitarios en la Planificación y monitoreo • Uso del Proceso de Gestión Estratégica, u otros mecanismos para promover la adaptación de la organización a los cambios ambientales o del entorno • Existencia de data oportuna, confiable, periódica, sostenida a través del tiempo que permita conocer o medir el estado financiero y el uso que la organización hace de sus recursos. • Existencia de cifras estadísticas oportunas, confiables, periódicas, sostenidas a través del tiempo que permitan conocer o medir el estado financiero y el uso que la organización hace de sus recursos. • Existencia de datos que permitan revisar, evaluar la organización y reorientar sus estrategias y políticas de ser necesario ua oportuna, confiable, periódica, sostenida a través del tiempo que permita conocer o medir el estado financiero y el uso que la organización hace de sus recursos. • Transparencia informativa entre la organización y el público en general • Políticas de cooperación, intercambio informativo y transferencia tecnológica o de conocimientos entre la organización, y el ámbito educativo nacional o internacional; u otras organizaciones.

Fuente: Propia, desarrollada a partir de (Bradley, 2010)

1. Garantizar la calidad del servicio

Si bien el MPPS y la FMBA hacen pródiga mención al término calidad, no definen cómo piensan lograrla. En ninguno de los escritos que podrían considerarse con algún valor estratégico, se mencionan estrategias específicas para el alcance, mantenimiento, o evaluación de la calidad. Tanto en la FMBA, como en el Sistema Público Nacional de Salud se observa[1] :

- Inexistencia de guías clínicas.
- Carencia de mecanismos para medir, y hacer seguimiento de los errores médicos, que puedan conducir hacia su desaparición, y por ende hacia el mejoramiento de la práctica clínica y general.
- La disponibilidad de suministros médicos es limitada. En la mayoría de los hospitales pertenecientes al sistema público nacional son los pacientes quienes deben adquirir sus suministros médicos, desde material quirúrgico hasta elementos de hotelería, pasando por los medicamentos.
- No existen mecanismos de recertificación de los médicos
- No todos los CDI Ofrecen medicamentos.
- No existe un sistema de registros médicos funcional
- No existe ningún tipo de mecanismo para medir la satisfacción de los pacientes
- La opinión de los trabajadores, y médicos no es tomada en cuenta.
- Las organizaciones prestatarias de salud son altamente jerárquicas, y con pocos o ningún mecanismo de retroalimentación dirigidos a usuarios finales, pacientes o empleados.

2. La prestación de un servicio eficiente

Entrevista con el Dr. Jorge Díaz Polanco

LN.- ¿Desde el Punto de vista de la eficiencia, cómo puede considerarse el Sistema Público Nacional?

JDP.- Situándonos en una correlación lineal simple entre 1990 y el año 2005, se pueden ver el coeficiente entre el volumen del gasto de salud (% del PBI) y de dos indicadores muy importantes de la eficiencia de un sistema, que son: la mortalidad infantil y la mortalidad materna. El sistema venezolano es paradójico.
Aquí no hay un sistema, sino un pretendido sistema o subsistemas, que funcionan en una forma tal que mientras más recursos tienen, menor rendimiento ofrecen, el desempeño es mucho menor, y eso es lo contrario de lo que ocurre en los sistemas de salud de más de 70 países que he estudiado, incluyendo los de Chile, Brasil, Argentina etc. La medición de la efectividad de un sistema en términos de la reducción de la mortalidad infantil o de la mortalidad materna, responde a dos modelos teóricos también basados en ecuaciones. La Gestión del Sistema Venezolano no se caracteriza por su eficiencia. Su eficiencia es cero.

LN.- ¿El ratio costó servicio es mínimo?

JDP.- Asombrosamente ineficiente.

---

[1]   Información obtenida de todas las entrevistas efectuadas: (Bello, Entrevista , 2012), (Herrera, 2012), (Silva, 2011). (Díaz Polanco, Entrevista, 2012)

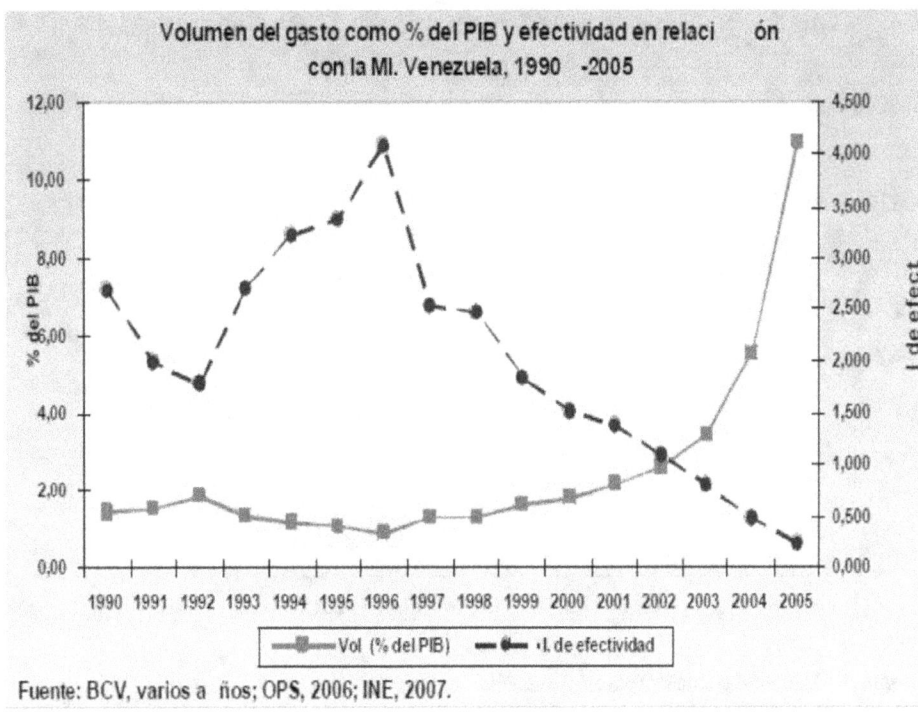

Fuente: (Díaz Polanco, Diagnóstico del Sector Salud en Venezuela, 2008)

LN.- ¿Existe algo tipo de técnica para medir la productividad del personal especializado que trabaja en las organizaciones de salud?

JDP.- Sí. Existen algunos muy tradicionales que se han desarrollado a través de la epidemiología clásica, la instrumentación.

LN.- ¿Hablando de Venezuela?

JDP.- Sí. La instrumentación si un procedimiento mediante el cual tú puedes calcular el costo de un instrumento, por ejemplo el costo de la obra médica en una consulta ambulatoria. Otro puede ser el costo de la obra médica en consulta preventiva, que es un proceso modelado por la atribución, primero por la identificación de los costos y segundo por la atribución de los costos indirectos, es decir entre los servicios generales y los auxiliares y los terminales de un establecimiento de salud. Tú puedes establecer cálculos con ese modelo, obteniendo un costo promedio de la inversión. Nada de eso se aplica en Venezuela.
Hay doctores venezolanos que han escrito libros al respecto, pero nada de eso se aplica. Aquí y en Venezuela lo que se repite una gran mentira, de algo que aparece incluso la Constitución, y es que la salud es gratuita. Y resulta ser que la salud no es gratuita, sino que cuesta un dineral, y la cosa no es cuánto cuesta, sino quién o qué lo financia. Entonces lo que nosotros vemos es que en el año 2000 se construyó una propuesta de ley para crear un Sistema Público Nacional de Salud que no existe, y 13 años después todavía no existe. Ésta es una historia muy curiosa. Tenemos datos estadísticos, aportados por una encuesta realizada por la Unión Europea a solicitud del Gobierno venezolano en octubre-diciembre del 2005 la cual muestra que pese a la gran expansión que tuvo Barrio Adentro, la gente no estaba utilizando sus servicios.

Gráfico 1: Evolución de la **TMPNN** y de sus **TMRA**. Venezuela, 1985-
89; 1990-98 y 1999-2005

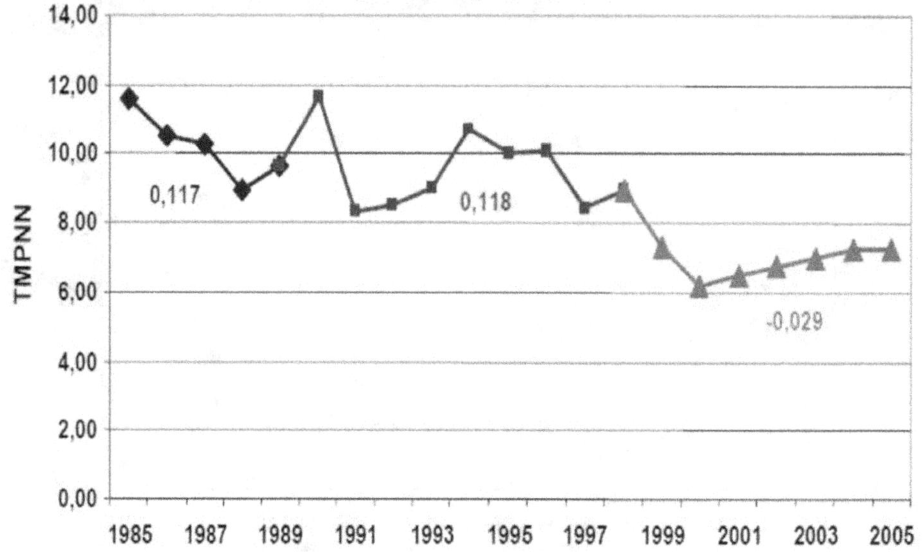

Fuente: INE, 2006. Cálculos propios. Tasa 2005, estimada

Fuente: (Díaz Polanco, Institucionalización y Reinstitucionalización de la Salud:
Salud y Hegemonía en Venezuela, 2007)

No Usaban Barrio Adentro, sino que iban a los hospitales convencionales o al sector privado, porque la manera como el Gobierno encontró para dar respuesta a la demanda, fue hacer transferencias al sector privado. Es decir privatizar más el sistema, y no hacer el sistema público. En otras palabras, contravenir la Constitución Nacional.

LN.- ¿Esto se produce por qué el sistema es ineficiente y la gente no encuentra solución a sus problemas de salud con ellos?

JDP.- No te puedo decir, no puedo afirmar contundentemente nada al respecto. Lo que sí es cierto es la gran cantidad de evidencia de desconfianza, que se manifiesta en los medicamentos que se reciben, en el tratamiento que se recibe, etc. De manera que estos cientos de miles de consultas de Barrio Adentro son falsos.

LN.- una de las medidas claves para determinar la eficiencia de un sistema o de una organización de Atención Primaria de Salud es, aplicada al caso de Barrio Adentro, que al atender cierta cantidad de pacientes, logran evitar que esas personas busquen atención en otro lugar, porque fue tan bueno su servicio que no lo van a necesitar. Esta debería ser en todo caso su función, y obviamente ello no se ha hecho.

JDP.- Absolutamente, pero hay otra cosa debemos tener en cuenta: la parte cultural. Nosotros somos muy norteamericanos en nuestra concesión de salud, en el sentido siguiente: si estamos enfermos o necesitamos atención médica sabemos que lo mejor está en el hospital y vamos al hospital, y no vamos al ambulatorio que debería ser la puerta de entrada al sistema. Ahí hay entonces un valor cultural, asociado a eso.

Lo que ellos están haciendo, implica un choque con nuestros valores culturales, pero si además de eso son ineficientes, como en efecto lo son, es doblemente peor. Hay montones de hipótesis por formular, deducciones por hacer, falta mucho. Pero lo que sí es cierto es que éstas apreciaciones brotan de datos que hemos procesado, que hemos recibido y en el 2007 repetimos la encuesta que había hecho la UE, en colegios en zonas populares de Caracas y en el año 2008 PROVEA informa de resultados similares. Otras investigaciones que apuntan en la misma dirección. (Díaz Polanco, Entrevista Dr. Jorge Díaz Polanco, 2012)

Entrevista con el Dr. Ricardo Silva

LN.- ¿Cómo se relaciona el sistema público con el privado, en materia de eficiencia?

RS.- Como un problema de reacomodo del sistema de salud público, el cual no está en capacidad de brindar soluciones, los sistemas de salud privados han crecido de una manera abismal. Las emergencias de las clínicas privadas están colapsadas, todas están en expansión y en crecimiento, sus flujos de caja son positivos, aunque tengan una pésima gerencia. La demanda es bárbara, lo que les permite incluso cometer errores y seguir fracturando saldos positivos, y continuar expandiéndose. No sólo en Caracas, en el Interior de país también. Entre peor esté el sector público mejor están las clínicas privadas. (Silva, 2011)

3. Procurar el mejor uso de los recursos con los que cuenta la organización a todos los niveles y en todos sus ámbitos

Entrevista con el Dr. Alexis Bello

LN.- ¿En cuanto a recursos, si observamos la diferencia entre las misiones Barrio Adentro y los hospitales venezolanos de vieja data y tradición, qué conclusiones podríamos extraer?

AB.- Si bien hay una gran cantidad de entes que se han construido, recordemos que sin el recurso humano y sin los procedimientos adecuados el tratamiento del paciente es ineficiente e inexistente. Todo lo que se haga para tratar de mejorar el problema es salud del venezolano está por demás justificado, el problema es cómo hacerlo. Visualizo que la idea de Barrio Adentro sería perfecta en poblaciones rurales, aún con recursos disminuidos. Lo que no se puede entender es que invierten dinero en una forma ineficiente en ambulatorios que están a escasos metros de los grandes hospitales públicos del país, por ejemplo la CDI (Centro de Diagnóstico Integral) en Chuao, está a escasos km del hospital Pérez Carreño. Yo preferiría enviar esos recursos al Pérez Carreño de una manera más eficiente y bien gerenciada, a fin de atender de una manera adecuada a esas personas del barrio que así lo requieren y lo merecen.

No se justifica la medicina simplificada, la medicina rural en urbanizaciones y segmentos del área urbana. Menos aún la distribución del equipamiento que hacen y cómo lo hacen, por ejemplo, si los grandes hospitales carecen de equipos de resonancia magnética, ¿cómo el Gobierno otorga tales equipos a un CDI que atiende a una población mucho más escasa? Esa es mi mayor observación.

En los centros rurales, este tipo de atención primaria si sería ampliamente justificada. Entonces caemos que la situación actual presenta un panorama difícil de comprender desde el punto de vista gerencial. (Bello, Entrevista al Dr. Alexis Bello, 2012)

Entrevista con la Dra. Marianella Herrera

En Venezuela no estamos acostumbrados a evaluar la adquisición de equipos de alta tecnología. Sé de Hospitales que han adquirido equipos y luego no los han podido meter por las puertas. Hay un caso en el Clínico Universitario, en el servicio de radioterapia, en Oncología. Se compró el equipo, lo trajeron, y luego resulta que no lo podían meter. Como la UCV es patrimonio de la Humanidad, nadie podía ni siquiera pensar en romper las paredes. Así pues, compraron otro. No sé qué hicieron con el primero.

Eso no solo pasa allí, ese es sólo un ejemplo, y yo me pregunto, ¿quién toma esas decisiones y bajo qué criterios?, ¿dónde están los sistemas de monitoreo y evaluación? La concepción de una política pública tiene varias etapas, no se trata sólo de conceptualizar los problemas, sino conceptualizarlos apropiadamente, si no, las propuestas no tendrán sentido. Puedes proponer soluciones para problemas que no existen. Si desde la base no se conceptualizan los problemas políticos, no se pueden atacar los problemas públicos. Ese ataque debe ser multidisciplinario, cada decisión debe tomarla alguien que sea un verdadero especialista en su área, que luego la cotejará con las visiones de los demás. (Herrera, 2012)

Entrevista con el Dr. Ricardo Silva

LN.- ¿Cómo se efectúa la gerencia de recursos en el Sistema Público Nacional?

RS.- Se toma el presupuesto asignado al hospital del año anterior, y se le asigna el mismo presupuesto o las mismas partidas para el año siguiente. Si hay que hacer un ajuste en el área salarial, se hace, sin embargo las demás partidas permanece igual. Y como las adquisiciones son centralizadas y se manejan en el Ministerio De Salud, a veces uno está en un hospital trabajando, y de repente aparece alguien pidiendo que se reciba un despacho, algo como por ejemplo, 10 toneladas de solución fisiológica que mandaron desde el Ministerio. O puede llegar un equipo de rayos láser… cualquier cosa puede aparecer allí, no importa si lo necesitas, si lo pediste o no, igual viene un camión y te lo descarga. Te dicen que ha sido enviado por la Dirección de Salud.

Salvo algunas excepciones, en el área privada se arrastra esta escuela, ya que los médicos fueron formados en la administración pública. Sin embargo que existen excepciones, por ejemplo las clínicas de tipo A, cuentan medianamente con una gerencia disciplinada, a la cual se le ha incorporado tecnología de avanzada y criterios de calidad total, por ejemplo HCC Hospital Clínicas Caracas, la Clínica Metropolitana, la Clínica Ávila, la Clínica la Floresta, la Clínica Loira. Todas cuentan con una gerencia moderna, multidisciplinaria, una gerencia de operaciones, una gerencia de tecnología, una gerencia administrativa, de recursos humanos, etc. Tradicionalmente, en Venezuela la gerencia de salud ha sido médico céntrica, lo cual implica que todos los niveles gerenciales, están ocupados por médicos y que todas las decisiones las toman los médicos, así sean decisiones del área administrativa, tecnológica, jurídica. Y lo cierto es que su preparación está centrada en el área médica, no en el área tecnológica, o administrativa o legal. De hecho gran parte de la crisis del sector salud se debe a esa tendencia institucionalizada.

Por ejemplo en esta caso del equipamiento. ¿Cómo se ejecuta en el país la compra de equipos médicos? Pues de una manera muy simple. Por ejemplo el doctor X ha sido invitado a un Congreso Internacional de su área de competencia, y durante el mismo observa las nuevas tecnologías en su área. Conversará con colegas, y recibirá tarjetas y ofertas de las empresas exhibidoras. Este doctor se enamorará de algún equipo que no tiene, y al regresar a su lugar de trabajo lo pedirá, lo comprara y lo traerá.

Tal ha sido hasta ahora el proceso de compra de un equipo médico. Si el equipo es compatible con los demás existentes en la clínica, si el equipo es compatible con la tensión eléctrica de la zona donde operará, si existe personal capacitado para operarlo, si existen opciones de mantenimiento o de repuestos, eso no se evalúa.

La consecuencia directa de ello es observable fácilmente mediante un paseo por las clínicas y hospitales nacionales, tanto públicos como privados: habitaciones llenas de chatarra tecnológica, equipos en desuso que nunca fueron utilizados, pues requerían por ejemplo de agua, tomas eléctricas, o lo que fuera, que no existía en los lugares donde debieron ser instalados. (Silva, 2011)

4. Garantizar el acceso de los servicios de salud a la mayor parte de la población beneficiaria

Acceso físico geográfico de la población a los centros de salud

Entrevista con el Dr. Jorge Díaz Polanco

LN.- Desde el punto de vista de acceso geográfico, ¿piensa que la población venezolana tiene acceso a la salud?

JDP.- Yo creo que sí. Venezuela tuvo y todavía tiene, una de las mejores redes sanitarias de América Latina. (Díaz Polanco, Entrevista, 2012)
Acceso financiero de la población a la salud

LN.- ¿Y desde el punto de vista del acceso financiero?

JDP.- Situando el gasto de Venezuela históricamente como porcentaje del producto interno bruto, verás que ligeramente supera el 2%. La OPS dice que ese gasto subió hasta el 7% o el 9%. Una cifra que de acuerdo con la mayoría de los economistas que he consultado y que conocen ese tema, no es verdad.

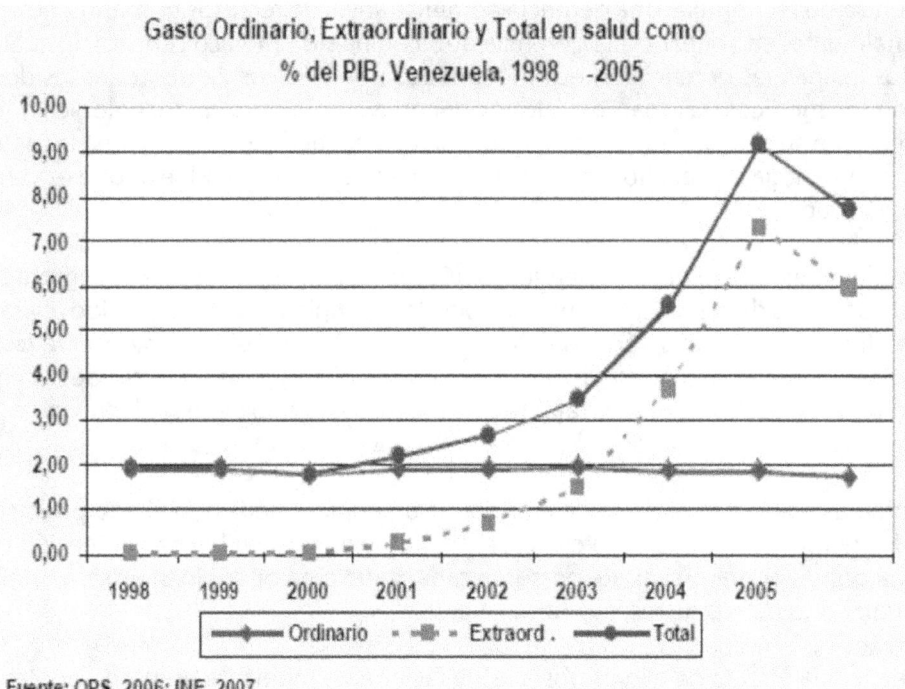

Fuente: OPS, 2006; INE, 2007

Fuente: (Díaz Polanco, Diagnóstico del Sector Salud en Venezuela, 2008)

LN.-Este es un problema, las cifras la OPS, se consideran verosímiles. ¿Qué fuentes puede puedo yo utilizar para contraponer fuentes oficiales, o cifras de una organización tan importante como la OPS?

JDP.- Ninguna. Aquí puedes ver el gráfico de la OPS…. Gasto ordinario que es el que va los hospitales… a los hospitales destruidos, sin medicamentos, sin equipos, o con equipos obso-letos, que no se han podido escalar pero que los han ido remodelando. También puedes ver el gasto que va a Barrio Adentro.

La diferencia entre ambos, es bastante. Los economistas dicen que ésto no es cierto, datos que muestran hasta el año 2007. Dicen que si subió mucho, la inversión pudo haber subido al 5% nunca al 9%. Y tienen sus razones, sus maneras de calcularlo.

A finales de los años 90, con el comienzo del milenio, el Ministerio de Salud tuvo un proceso de reforma muy importante, y de allí surgieron estudios que costaron unos 480 millones de dólares. Entre ellos muchos tenían que ver con los costos. En Venezuela no se conocen los costos. Tú no tienen idea de cuánto cuesta nada. Como resultado de estos estudios se pro-puso que se establecieran costos y tarifas, y mecanismos de asignación de recursos durante el proceso de descentralización, basados en técnicas reconocidas internacionalmente como la instrumentación, por ej. Esos estudios costaron cantidad de dinero… deben estar en alguna parte del Ministerio, si es que no los quemaron. Porque jamás aplicó para nada. De manera que tú no sabes aquí cuánto cuesta nada, y no tienes ningún punto de referencia normativa para saberlo. (Díaz Polanco, Entrevista Dr. Jorge Díaz Polanco, 2012)

Entrevista con el Dr. Alexis Bello

A modo de referencia, en Estados Unidos se invierte en salud el 17% del PIB. Mientras que acá, incluyendo Barrio Adentro no llegamos ni al 6%. Es necesario comprender que el aporte debe ser eficiente, y buscar más calidad en lugar, de cantidad. Hay países que invierten menos y prestan un mejor servicio, por ej. Colombia.

Debería implementarse la recertificación de los médicos, al igual que hacen con los pilotos de aviones. Como se hace en Estados Unidos, a través de cursos y evaluaciones obligatorias. Debería promoverse también la recertificación periódica de las instituciones hospitalarias tal y como lo propone la Joint Commission International, uno de los organismos más importantes en cuanto a calidad y seguridad. (Bello, Entrevista al Dr. Alexis Bello, 2012)

Acceso a médicos y personal clínico especializado

La relación cantidad de médicos por número de habitantes, no resulta favorecedora: por cada 1000 habitantes, sólo hay 1,94 médicos. Sobre la cantidad de enfermeras y su distribución, no hay información. (Díaz Polanco, Informe Sobre Variables Políticas, Socio-Demográficas, Epidemiológicas Financieras Y Medico-Sanitarias que Influyen Sobre el Mercado de Equipos Médicos. Preparado para JETRO, 2012)

En MBA, participaron inicialmente 14.345 coordinadores y médicos de la Misión Médica Cubana de Salud y para el año 2008 se había reducido a 8.500. La meta era colocar 1 médico por cada 250 familias. A pesar de que la MBA, fue ofrecida como el nivel de atención primaria del sistema público nacional de salud, sus condiciones no permitieron ir más allá de una atención a necesidades básicas (Provea, 2008).

La situación del recurso humano de salud en este momento es crítica. Información de la Federación Médica Venezolana para el año 2007, arroja un promedio mensual de cuarenta médicos quienes tramitaban sus documentos con la finalidad de ejercer en otro país, (Díaz Polanco, Hugo Chávez: Diez años en el Poder, 2010)

Lamentablemente este escenario se verá afectado y transformado por un problema cuya solución ha sido desatendida, nos referimos al déficit de especialistas que confrontamos. Ello nos conduciría a un nuevo escenario, el del cementerio de hospitales nuevos, remodelados, ampliados y reparados; dotados de equipos, pero sin funcionar porque no tenemos el personal profesional, residentes y especialistas médicos en particular, y técnico suficiente. Este no es un escenario posible a corto o mediano plazo, ya comienza a ser realidad, lo que está ocurriendo en la Sala de terapia intensiva neonatal de la Maternidad Concepción Palacios, es una muestra de lo que ocurre en muchos hospitales públicos. Este escenario preocupante pudiera ser revertido si el gobierno, con la participación de las universidades nacionales, volcase su mirada sobre el más grave problema que aqueja al sistema de salud venezolano, el déficit de residentes y especialistas calificados. Para ello se hace necesario adoptar una política con estrategias y acciones específicas, entre las cuales, medidas generadoras de incentivos, tales como mejorar las condiciones de trabajo, salarios decentes y ambientes seguros, deben ser consideradas prioritarias. (Díaz Polanco, Informe Sobre Variables Políticas, Socio-Demográficas, Epidemiológicas Financieras Y Medico-Sanitarias que Influyen Sobre el Mercado de Equipos Médicos. Preparado para JETRO, 2012)

Entrevista con el Dr. Alexis Bello

Otro factor problemático es el recurso humano profesional, lo cual representa un problema universal. En Estados Unidos y en Europa este problema es aún más fuerte que en Venezuela, pero en Venezuela si existe. Debido a la situación económica mundial, es difícil invertir en la formación de médicos debido a que una carrera sumamente larga y costosa. Por ejemplo Formar un cirujano cardiaco, toma mínimo 16 años. Imagínate, invertir en una persona 16 años al final de los cuales todavía generará más egresos que ingresos. Ello no es atractivo para la gente joven, que buscan satisfacciones inmediatas. (Bello, Entrevista al Dr. Alexis Bello, 2012)

Entrevista con el Dr. Ricardo Silva

El sistema de Salud Público es pésimamente pagado, a los profesionales de la salud se les maltrata y se les veja todos los días. Y son profesionales que tienen una formación A número 1 a nivel mundial. En España que tiene un déficit de médicos, todo profesional venezolano que quiera emigrar para allá, está automáticamente revalidado y contratado. Entra directo a trabajar. Muy bien pagado y muy bien reconocido. El estudio de medicina en Venezuela es un estudio práctico. Desde el primer año nuestros estudiantes pisan un hospital y deben resolver problemas. En España y en Estados Unidos, debido entre otras a las limitaciones bioéticas, los estudios son básicamente teóricos, y los estudiantes comienzan a tratar a los pacientes casi al final de su carrera. Por ello, los médicos venezolanos suelen tener más experiencia al alcanzar el nivel de posgrado. El éxito de profesionales médicos venezolanos al exterior es masivo. Los programas de posgrado de las Universidades venezolanas están desiertos, y por ende la atención especializada también ha desmejorado. Los residentes eran quienes hacían las guardias, a menor cantidad de residentes menor atención. (Silva, 2011)

5. Procurar el aprendizaje organizacional

En el ámbito público, varios estudios han revelado que los hospitales públicos carecen de sistemas de costos que permitan suministrar la información necesaria para la toma de decisiones gerenciales. Por esto, actualmente se trabaja en desarrollar sistemas de información de costos para la gestión hospitalaria, que generen información necesaria para la optimización del uso de los recursos desde el punto de vista social (Vargas y Hernández, 2009). (Díaz Polanco, Informe Sobre Variables Políticas, Socio-Demográficas, Epidemiológicas Financieras Y Medico-Sanitarias que Influyen Sobre el Mercado de Equipos Médicos. Preparado para JETRO, 2012)

La revisión bibliográfica efectuada, arrojó como resultado que el enfoque organizacional del MPPS y la FMBA, en lo que respecta a la Gerencia del Conocimiento es nulo, o sea, no utilizan el término, ni lo consideran para planificación estratégica, al igual que el aprendizaje organizacional y mucho menos la gerencia de evidencia. Sin embargo, reconocen la necesidad de establecer algunos mecanismos de control de información médica, historias clínicas, y generación de reportes y estadísticas al igual que sistemas integrados de información gerencial. A tal respecto, en su memoria y cuenta 2012, manifiestan haber efectuado algunos avances en el área informática, identificándolos como logros. Dicha información no ha sido verificada, sin embargo se cita a continuación.

La Oficina Estratégica de Seguimiento y Evaluación de Políticas Públicas con el fin de monitorear el cumplimiento de objetivos en el ámbito de salud, corregir y prevenir las desviaciones o problemas en el ámbito de su responsabilidad, ejecutó acciones de seguimiento, evaluación y asesoramiento de las políticas públicas en salud, generando informes técnicos así como la elaboración de indicadores de gestión en el sector salud para la toma de decisiones de la alta gerencia.

Bajo la ejecución del Proyecto "Consolidación de un Sistema de Información en Salud para el Ministerio del Poder Popular para la Salud (MPPS)", se obtuvieron los siguientes resultados:
•   Se revisó, evaluó y corrigió el nuevo formulario de la Historia Clínica Básica Integrada HCBI, que está en espera de aprobación de la segunda propuesta, para su legalización.
•   Capacitación de 5 funcionarios adscritos a la Oficina de Tecnología e Información OTIC en el área de programación, tales como: 1)Desarrollo de Aplicaciones Python y el Framenwork Django, 2)Javascript y Ajax con Jquery, 3)Desarrollo de Servicios Web con PHP y XML, 4)Base de Datos PostGresql para DBA, 5)Base de Datos PostGresql para Desarrolladores, 6)Programación: Python Intermedio-Avanzado y 7) Programación: Python Básico-Intermedio; con una inversión de Bs. 119.840,00.
•   Capacitación sobre Sistemas de Información en Salud, dirigidos a los transcriptores de carga de natalidad y mortalidad del estado Yaracuy, con el fin de mejorar y fortalecer el uso de la información para la toma de decisiones oportunas.
•   Contratación de 11 transcriptores, distribuidos en 08 estados (Carabobo, Zulia, Distrito Capital, Sucre, Miranda, Táchira, Trujillo y Vargas); para trabajar en la carga de natalidad y mortalidad en general.
•   Se prepararon, revisaron e instalaron 29 servidores en 07 estados: Anzoátegui, Bolívar, Miranda, Nueva Esparta, Trujillo, Yaracuy y Sucre.
•   Se dictaron 19 talleres educativos sobre el manejo de los instrumentos y flujos del Sistema de Información en Salud, lográndose capacitar a más de 487 personas: médicos epidemiólogos, técnicos medios en registros y estadísticas de salud, estudiantes y pasantes de estadísticas de salud, coordinadores de programas de salud, personal operativo de ambulatorios, médicos del Batallón 51, entre otros.
•   Se elaboraron 1.197 informes relacionados con los diferentes reportes emitidos por el SIS, entre ellos, SIS04EPI12, SIS04EPI15 y SIS01HCBI (Historia Cínica Básica Integrada).
•   Se definieron 40 indicadores básicos de salud; entre los más importantes se destacan, la Tasa de prevalencia de exceso de peso y nivel de atención, Porcentaje estimado de mortalidad general, Tasa de Mortalidad Materna, Porcentaje de Unidades Notificantes, Tasa de mortalidad específica por neoplasias malignas, Tasa de mortalidad específica por accidentes del trabajo, Porcentaje de mujeres menores de 19 años con hijos, Tasa bruta de natalidad.
•   Se definieron 20 procesos para la producción y transmisión de datos, entre ellos: proceso para la actualización de la organización geográfica (50 mil comunidades), actualización de la organización sanitaria (11 mil establecimientos de salud), carga de certificados de defunción y nacimientos anulados, transferencia de certificados de defunción de la base de datos del SIS a la base de datos del MPPS, verificar semanalmente las muertes maternas y las infantiles, proceso para generar la auditoria de los datos cargados en el módulo de Natalidad en un período determinado, generar la auditoria de los datos cargados en el módulo de mortalidad en un período determinado, generar la actualización del SIS en las 24 entidades federales, proceso de transferencia semanal de la información del SIS desde las 24 entidades federales al MPPS.
•   Se realizaron un total de 117 auditorías con información de los diferentes módulos del SIS: Morbilidad y Programas de Salud; Natalidad; Mortalidad. Así como de los codificadores de

organización geográfica y sanitaria para las 24 entidades federales; se obtuvieron los siguientes resultados: Auditoria de 90% de la información que se utiliza para generar el Boletín Epidemiológico, revisión y ajuste de un 90% de los certificados de nacimiento y defunción cargados al SIS.

•	Asimismo, y como parte de la gestión de la Oficina, se apoyó al Despacho de la Ministra de Salud, en la generación de informes de gestión, lo que conllevó a la evaluación, consolidación y preparación de las estadísticas presentadas por los diferentes entes adscritos e instancias del Ministerio (ambulatorios, hospitales, entre otros), los cuales fueron presentados a la Ministra para la posterior toma de decisiones, a través de 52 informes técnicos, relacionados con los siguientes aspectos de gestión en salud:

•	De la Fundación Misión Barrio Adentro (I, II, III, IV), Misión Sonrisa, Fundación Misión Niño Jesús, Misión Milagro y la Misión Médica Cubana, en las áreas de infraestructura, dotación de equipos, personal que labora en los centros asistenciales, intervenciones quirúrgicas, prevención de enfermedades como el Dengue, Malaria, Chagas, Rubéola, Hepatitis y sobre los resultados obtenidos de los planes, programas y proyectos desarrollados por las distintas unidades y entes adscritos al Ministerio.

•	Realizó evaluación, seguimiento y control de las personas en situación de dignificados que están bajo la responsabilidad del MPPS, (MPPS, 2012, pág. 119)

Uso de la tecnología

El MPPS y la FMBA, están en etapa de adopción y carga de data del Sistema de Gestión Institucional (SIGEI) para lo cual han venido trabajando con el Centro Nacional de Tecnologías de Información (CNTI), adscrito al Ministerio del Poder Popular para las Telecomunicaciones y la Informática (MPPTI).

El SIGEI permitirá estandarizar la administración financiera de las instituciones gubernamentales, así como generar y colocar a la disposición una serie de indicadores que sirvan de base y sustento a las autoridades correspondientes en la toma de decisiones estratégicas para la Nación. (Informática Gestión XXI)

En su memoria y cuenta, el MPPS reporta que el Sistema de Información Nacional de Atención Pública en Salud para la Inclusión Social (Sinapsis), está actualmente en desarrollo. (MPPS, 2012)

Esta herramienta de Telemedicina (Sinapsis), fue concebida para incrementar y mejorar la asistencia médica en zonas rurales de difícil acceso a lo largo y ancho del territorio nacional. Esta aplicación garantiza a las comunidades recibir atención médica especializada, contar con otras opiniones profesionales sobre los casos médicos, lo que además redunda en ahorro de tiempo y dinero, y garantiza que el tratamiento sea oportuno y de calidad, a la vez que servirá para la recolección de datos epidemiológicos de las localidades. En una primera fase se está implementando la historia clínica básica integral de pacientes y el módulo de interconsulta (por videoconferencia) en 16 centros de salud distribuidos en los estados Amazonas, Delta Amacuro y Zulia, para la interconexión con la Sala de Triaje Virtual del Hospital Clínico Universitario de Caracas. Alexis Borjas puntualizó sobre la segunda etapa de este proyecto. "Se pretende ampliar la cobertura de este sistema a más de 100 localidades del país; al mismo tiempo que al módulo de historia médica se le agregarán datos referentes a la asistencia de laboratorios, banco de sangre y gestión hospitalaria", destacó. (Fidetel, 2009)

La FMBA reporta haber efectuado algunas conexiones con el Satélite Simón Bolívar a fin de intercomunicar ambulatorios en zonas de difícil acceso en los estados Amazonas, Apure, Bolívar y Portuguesa, donde piensan practicar la telemedicina (telesalud) y la (teleducación) en las comunidades rurales.

No se cuentan con mayores datos acerca de dicho proyecto, que el aportado en la Memoria y cuenta 2012 del MPPS, a saber[2] :

"Implementación de Telesalud para el fortalecimiento al primer nivel de atención en zonas rurales dispersas" tuvo como logros más importantes los siguientes:
Insumos para alcanzar el logro:
Composición y funcionamiento de las Mesas Interministeriales con el Ministerio del Poder Popular para Ciencia, Tecnología e Industrias Intermedias (MPPCTII) y CANTV y CNTI, para articular esfuerzos conjuntos en planes de interconexión, equipamiento y desarrollo de aplicaciones tecnológicas para la integración, el aumento de la cobertura en salud, eficiencia en la atención y la gestión, bajo la visión de soberanía tecnológica y la automatización del Sistema Público Nacional de Salud.
Se conectaron 26 ambulatorios en los estados priorizados: Amazonas, Apure, Bolívar y Portuguesa como parte de la estrategia y trabajo conjunto con el MPPCTII, beneficiando a 180.000 habitantes en zonas rurales dispersas indígenas y campesinas.
Se instaló una sala de capacitación y triaje virtual en el Hospital "Dr. José Gregorio Hernández" de Puerto Ayacucho, estado Amazonas.
Se realizaron mejoras en la aplicación desarrollada en software libre para la interconsulta médica a través de la Historia Clínica Básica Integrada, se consideró la contratación del "desarrollador" para continuar con el perfeccionamiento de la aplicación SINAPSIS.
Se capacitaron 87 funcionarios públicos de salud en el uso de la aplicación y se sensibilizó en la mejor utilización de la conectividad provista para las funciones esenciales de la salud pública, lo que se traduce en una mayor integración del sistema de salud en zonas rurales dispersas; aumentando la respuesta oportuna y la capacidad de atención, gestión así como oportunidades para la capacitación a distancia del personal de salud.
Se realizó un Taller para la implementación de Telesalud para el Fortalecimiento del Primer Nivel de Atención en Zonas Rurales Dispersas que contó con la participación del MPPCTII y MPPS nacional, regional y local.
Participación en la Feria Nacional de "Tecnologías de Información Libre para Vivir Viviendo" como parte de la articulación con el MPPCTII para el fortalecimiento de la rectoría conjunta en el desarrollo articulado de las políticas de soberanía tecnológicas en el área de salud. (MPPS, 2012)

Sobre la telemedicina y sus aplicaciones señalan:

La aplicación creada bajo software libre por un equipo venezolanos coordinado por el Centro Nacional de Tecnologías de Información (CNTI), cuenta con una gestión de historia básica integral y un módulo interconsulta que va a permitir que los médicos que asisten a poblaciones remotas -conectados a través del Satélite Simón Bolívar- puedan consultar con especialista y ofrecer un diagnóstico integral al paciente. "Con la puesta en órbita del Satélite Simón Bolívar, conectamos a los sitios más distantes del país e impartimos cursos como dermatología y electrocardiografía básica, entre otros. Es así como capacitamos cada vez más al talento y podemos ofrecerle una mejor atención a la población de esas comunidades distantes y dispersas en el territorio nacional", añadió el viceministro de Redes de Servicios, doctor José España. (DiFelice, 2011)

---

2   Información no verificada.

Tecnología para una mayor eficacia

Entrevista con el Dr. Ricardo Silva

LN.- ¿Cómo el sistema venezolano puede usar la tecnología para ser más eficaz?

RS.- Existe un Proyecto Nacional de Telemedicina, de hecho cuando se puso en órbita el satélite Simón Bolívar, se le designaron tres funciones fundamentales: tele Educación, Telemedicina, Seguridad y Defensa Nacional.

En términos de tele educación se han hecho más avances. Se montó la empresa de computadores la VIT (Venezolana De Industrias Tecnológicas) en Paraguaná, que ensamblan computadores, entre ellos el computador estudiantil el cual efectivamente se ha repartido ya en varias escuelas, existe el centro nacional de tecnologías de información el CNTI, que es quien maneja el Proyecto Nacional de Software Libre, de hecho existe el decreto 3390 que obliga a las instituciones públicas nacionales a utilizar software libre y de código abierto. Quien estandariza y homologa el software libre es el CNTI (cnti.com.ve), allí están todos los software se han sido homologados como parte del Sistema Nacional, incluso existe un software operativo, que es el sistema operativo Canaima, que es una versión de Linux.

Había un proyecto paralelo en tele salud, para el cual se constituyó una comisión técnica intergubernamental donde participaba el ministerio de Ciencias y Tecnología, El Ministerio de Tecnología, El Ministerio de Salud, El Ministerio de Telecomunicaciones y de Informática (que ahora forma parte del Ministerio de Ciencia y Tecnología), y una serie de entidades asesoras que participaron en esta mesa técnica, el Ministerio de Comunicaciones que es la OTIC, La Dirección de Epidemiología Del Ministerio de Salud, estaba el CENIT (Centro Nacional de Tecnologías de Innovación), a través del cual se desarrolló el proyecto de las computadoras, entre otros; y la Universidad Simón Bolívar participaba con varios de esos grupos como órgano asesor, al igual que la Universidad Central de Venezuela. Este grupo interdisciplinario hizo varios proyectos interesantes, como por ejemplo se estandarizó lo que se conoce como la Historia Clínica Básica Integral, el Ministerio de Salud no contaba con una historia clínica estandarizada, sino que cada médico, cada institución, llevaba su historia clínica como le parecía, que tiene que ver con la herencia, con enfermedades hereditarias, aspectos raciales, residenciales, etc. Ese formato se digitalizó. También se hizo un software para registro electrónico basado en esta historia clínica que se conoció como el Sinapsis. Además se creó una ficha digital para la inter consulta médica, eso es cuando un médico refería a otro el paciente, y se diseñaron también otros formatos preliminares por especialización, tales como historia clínica ginecológica, obstétrica, cardiológica y pediátrica, entre otras, que llegaron a ser cuatro formatos de historias clínicas específicas, los cuales todavía no han sido incorporados al SINAPSIS porque desde hace dos años no se ha vuelto reunir la Comisión pero sí se llegó a definir una filosofía sobre cómo se debería manejar las redes, se planteó que fuese una estructura multi-cliente, multi-servidor, para que aumentase la redundancia del sistema y en consecuencia la seguridad de la data, estableciendo con ello la metodología de trabajo.

Se suponía que el Ministerio de Salud iba a ser el responsable de implementar esta red de telemedicina. Como el Ministerio de Salud no fue capaz y se declaró incompetente, entonces se habló que sería la CANTV, como proveedora de tecnología, quien asumiría la prestación de los servicios de telemedicina para los operadores, sin embargo se equiparon 18 ambulatorios a nivel nacional con sistemas satelitales, en el hospital universitario, se dotó una sala para que fuese una sala de triaje virtual, para que pudiese recibir las inter-consultas, se dotó la sala, se pusieron antenas en los laboratorios, se desarrolló hardware para poder operar esa red, se hizo un quirófano inteligente, y se montó un prototipo en el Hospital Militar. Pero nada de eso se ha articulado, no ha habido información, ni entrenamiento, ni transferencia de tecnología, y todo se quedó en el limbo.

Por su parte, la Universidad Simón Bolívar, con el profesor Emilio Hernández, y otro grupo de profesionales, han continuado desarrollando el SINAPSIS, incorporando a la historia clínica todos las funciones de inter consulta, lo actualizaron, y ya está funcionando en plataforma de php5 que es la versión más moderna de php, y facilitó el proceso de instalación de software a través de un CD. Yo también he seguido trabajando con mi medi-carro (unidades de teleme-dicina, consultorios tele-médicos portátiles) del cual ya he logrado hacer cinco versiones, los sistemas funcionan y ya pueden trasmitir data por el satélite Simón Bolívar.

Los desarrollos han continuado de manera individual, ya que todo aquel trabajo mancomunado que efectuó por año y medio aproximadamente, y que permitió la concepción del sistema y del SINAPSIS, quedó en el aire. (Silva, 2011)

Impacto de la globalización en Venezuela

RS.- Venezuela se precia de tener los médicos mejores preparados del planeta. Son excelentes, se mantienen al día, utilizan tecnología de punta, tanto en el sistema privado con el sistema público. Se han instalado dos equipos en el Instituto Venezolano De Los Seguros Sociales, en el hospital Domingo Lucíani, y en el hospital Miguel Pérez Carreño, que se llaman cyber knife, un bisturí que trabaja con rayos X. acelerados es un robot que opera sólo, conectado con un sistema de realidad virtual y un tomógrafo. Hay cuatro en el mundo, y acá tenemos tres robots quirúrgicos Davinci, uno de ellos en el hospital Clínico Universitario, el otro en Clínicas Caracas y el otro en la Clínica la Floresta, que hasta hace poco eran los únicos en América Latina.

Tenemos tomógrafos axiales multi-cortes desde hace años. Hacemos angio-tomografías en Venezuela desde hace años. El impacto tecnológico de la globalización lo tenemos acá, y lo vivimos y lo mantenemos, éste ha sido uno de los grandes problemas con la misión cubana. El sistema de salud público desde el punto de vista tecnológico, en Cuba tiene un atraso de 50 años. Por su atraso tecnológico, como carecen de tecnología curativa, pues ésta es muy costosa, se dedicaron a desarrollar un sistema de salud preventiva medianamente bueno, que funciona bastante bien.

Se han traído a los expertos cubanos para que monten soluciones tecnológicas en Venezuela, pero ellos no tienen la más mínima idea de cómo funcionan esos equipos y han cometido muchos errores, aunque después de 12 años algo han aprendido. La globalización ha impac-tado en Cuba también, gracias al convenio Cuba Venezuela, tienen ahora una salud mucho mejor que la que tenían hace 10 años. Para Cuba ha sido una maravilla tal convenio, cosa que no te puedo decir de Venezuela. (Silva, 2011)

Debe gerenciarse la enfermedad

Entrevista con el Dr. Alexis Bello

AB.- Las nuevas tecnologías han conducido a una mejoría y a un aumento de la capacidad de tratamiento médico-clínico, pero también han incidido en el aumento sostenido de los precios.

Uno de los factores motorizadores del aumento de la inflación son las nuevas tecnologías. Yo hablaría más bien de la importancia de gerenciar las nuevas tecnologías.

Debe gerenciarse la enfermedad, no puede ser que, por ejemplo, un dolor abdominal se transforme hoy en día en el concurso de seis especialistas: No puede estarse aplicando tomografía de resonancias y ultrasonidos a los pacientes por cualquier dolencia. Son exploraciones innecesarias que se traducen en costos inaccesibles y a la final lo que producen son aumentos sustanciales de la inflación. No puede hacerse una resonancia magnética a alguien, simplemente porque tenga un dolor de cabeza. Hay médicos que incluso las piden por teléfono sin siquiera haber visto el paciente. El costo en USA por procedimientos exagerados en increíble. (Bello, Entrevista al Dr. Alexis Bello, 2012)

LN.- ¿Cómo se alinea la Praxis médica venezolana dentro de un entorno global?

AB.- Se alinean de una manera adecuada y buena, no es una opinión sesgada. Es algo histórico. La medicina venezolana siempre ha sido una medicina de avanzada, y en segundo lugar tradicionalmente los enormes recursos que tuvo Venezuela y que ha tenido le han permitido tener acceso no sólo a la alta tecnología sino a todo el desarrollo de la nueva medicina. En tercer lugar se debe a la situación geopolítica del país. No es lo mismo para alguien que viva en Nepal ir a algún congreso, que para nosotros, que estamos tan cerca de Estados Unidos en avión.

Nos es muy fácil y siempre nos ha sido fácil y relativamente económico viajar y asistir a congresos internacionales. Los médicos venezolanos siempre han acostumbrado asistir a cinco o seis congresos al año. Por ejemplo el primer robot en América latina que fue el Da Vinci se aplicó en Venezuela, el primero en toda América Latina Pet CT, para tratamientos de metástasis en cáncer, se aplicó en Venezuela, el primer láser de corazón se aplicó en Venezuela, fuimos uno de los primeros países en aplicar tomografías de 64 cortes, la cirugía cardíaca en Venezuela ha sido de las mejores de la región. Hay ejemplos y pruebas de que la medicina venezolana siempre ha mantenido un buen nivel internacional y que a costa de un gran esfuerzo lo sigue manteniendo, no sabemos por cuánto tiempo, porque debido a la situación económica y política, la consecuencia natural vendría a ser el deterioro. No sabemos si se van a mantener las condiciones y las facilidades actuales por mucho más tiempo, o si van a seguir siendo las mismas. (Bello, Entrevista al Dr. Alexis Bello, 2012)

La Globalización como un proceso en la praxis médica

AB:- No hay ninguna actividad del ser humano que se haya excluido de los procesos de globalización. Lo más importante en dicho proceso en la transmisión del conocimiento y la información. Hoy en día la información es global y es permanente, segundo a segundo. Uno de los inconvenientes que tenemos como médicos es que cuando el paciente llega a la consulta a veces sabe tanto como uno. El acceso a la información es lo que guía y produce mejores resultados, la medicina por evidencia.

Soy de los que piensan que la experiencia es más importante a veces que la evidencia, si bien es cierto que la medicina basada en la evidencia toma en consideración la experiencia, a veces el peso se lo da la experiencia. Aunque tengo un amigo que dice que no debe confundirse la medicina basada en la evidencia con la medicina basada en la demencia. (Bello, Entrevista al Dr. Alexis Bello, 2012)

En el Sector Público se observa poco desarrollo tecnológico e independientemente de los reportes hechos por la FMBA, los procesos de manejo de historias clínicas, y de toma de datos, continua haciéndose de manera manual. Todavía no se ha creado un sistema de información que permita la unificación de la data a fin de procesar de manera inteligente la misma generando información que contribuya al aprendizaje organizacional. Las condiciones en las que se almacenan los datos e historias médicas son inapropiadas, lo cual aunado a la carencia de espacio físico para el material de archivo, incide en la ineficiencia del procesamiento de la data.

En línea general, los sistemas asociados a los registros médicos han sido desarrollados como paliativos de determinadas situaciones locales (en el caso específico del HGS). La falta de un sistema único de información en salud manifiesta riesgos para el manejo de la información médica, incluyendo errores, duplicidad e incumplimiento de algunas regulaciones, coadyuvando a transgredir los derechos de privacidad del paciente.

A pesar de estas diferencias regionales, adquiere importancia el desarrollo y uso de la informática en el sector salud, a fin de garantizar agilidad en el manejo de la información existente y establecer prioridades sobre los diversos requerimientos de información, que contribuyan a la promoción y prevención de la salud y, por ende, una mejora en la calidad y acceso a los servicios de salud. (Arellano R., 2008, pág. 95)

6. Lograr que la organización sea sostenible y que permanezca y se desarrolle en el tiempo

Los retos de la gerencia médica

Entrevista con el Dr. Ricardo Silva

El médico por más competente que sea, no lo sabe todo. Toda gerencia moderna es por concepto multidisciplinaria. El primer desafío sería mantener la multidisciplinarieidad del sistema de salud. Reconocer el valor y la responsabilidad de cada uno de los frentes, lo cual pasaría por un proceso de capacitación. Debería crearse un proceso de capacitación de las competencias gerenciales apropiadas de los médicos específicamente si van a ocupar cargos gerenciales. Por el hecho de que seas una eminencia no necesariamente significa que eres un gerente. Para manejar una disciplina, es necesario manejar las herramientas gerenciales que le corresponden.

Lo cual aplica en el ámbito global, en cualquier parte del mundo. Si existen instituciones complejas, son las instituciones de salud. Mandar un cohete a la luna es mucho más fácil que manejar un hospital, sin embargo cuándo envían un cohete a la luna, participa un grupo de personas que son oficiales, otro grupo que son pilotos, otro que son ingenieros de vuelo, otros ingenieros mecánicos, ingenieros de cohetes, operadores, y eso que todos los cohetes son iguales, y todos van a la luna.

En los hospitales, tienes barrenderos, camilleros, mecánicos, plomeros, albañiles, cocineros, los cuáles conforman el nivel más bajo de la operatividad clínica. Un segundo nivel está conformado por el personal paramédico: técnicos, radiólogo, cardio pulmonares, fisioterapeutas, técnicos en rehabilitación, enfermeras, enfermeras instrumentistas, enfermeras quirúrgicas, y luego vienen los médicos: médico traumatólogo, médico epidemiólogo, etc. y luego vendrían los equipos médicos, industriales, etc. luego vendrían los pacientes. Cada paciente implica un problema diferente, que requiere de equipos diferentes, médicos diferentes… (Silva, 2011)

El sistema de salud venezolano en el futuro

Mientras no tengamos ley orgánica de salud, y no tengamos lineamientos claros, mientras no tengamos políticas coherentes, el sistema de salud se va mantener muy mal. Lo primero que debemos hacer es establecer ciertos lineamientos y rigurosidad, deben establecerse reglas del juego claras. Te guste o no, deben existir, pero mientras no haya reglas del juego, cada quien hace lo que le da la gana y comienza la anarquía. En un sistema anárquico tú no puedes esperar resultados y avances positivos. Mientras no se organicen, no llegaremos a ninguna parte. (Silva, 2011)

La formación del Sistema Público Nacional

Entrevista con el Dr. Alexis Bello

Lo primero que se requiere es una ley que normalice y regule la prestación de servicios de salud, tal y como se ha hecho en otros países, incluso en naciones vecinas, como Colombia. La ley 100, si bien no es una panacea, presenta una cantidad de problemas, y afectó a buena parte del sector médico, no es menos cierto que ha representado una salida parcial, pero importante, para un segmento grande de la población que en ella tienen un instrumento legal. Contrariamente a nosotros, que se llevamos años invertidos en tratar de aprobar una ley que garantice la seguridad social y la salud de la población, lo cual es verdaderamente importante, sin lograrlo, mientras diariamente vemos cómo se aprueban leyes triviales.

En conexión con esta realidad existen gran cantidad de factores coadyuvantes. Uno de los más importantes, es la desalineación de los actores que intervienen en la prestación del servicio salud. Los actores son los pacientes, clínicas, hospitales, los financiadores (terceras partes administradoras, compañías de seguro) el Gobierno, los gremios, los proveedores, etc. Los pacientes por ejemplo, algunos sin cobertura y otros tratando de esconder cosas para que las cubra el seguro, como por ejemplo enfermedades preexistentes; las clínicas intentando de ahorrar costos en lo que no deberían, los gobiernos imponiendo leyes que incrementan los costos, etc. sería importante alinear estos factores alrededor de una premisa: la necesidad de disminuir los costos pero sin sacrificar la calidad, y éstos sobre la base de principios éticos, morales, y valores que no pueden ser negociados. Esto requiere de voluntad política y voluntad gremial, sin una férrea voluntad, esta alineación no puede llegar a producirse. Si alineas los incentivos y los objetivos básicos de cada uno de los entes del sistema, todos estarían absolutamente justificados.

Otro factor importante: la gerencia profesional. En el caso de los hospitales y organizaciones de salud pública, esta gerencia está en manos de médicos que pertenecen el partido de turno, pero sin ningún elemento profesional que pueda poner en práctica las herramientas de gerencia, indicadores de desempeño, ejecución del presupuesto, el fin todas las cosas inherentes a una gerencia, y esto parcialmente aunque a menor grado, también es extrapolable al sector privado.

En los Estados Unidos el director de un hospital, es un individuo que no hace otra cosa sino eso, y que ha tenido una formación absoluta para eso. Aquí en cambio nos conformamos con un curso de salud media, que no implica una formación profesional para dirigir una de las organizaciones más complejas de manejar, ni siquiera en el sector público. Un hospital es sumamente complejo de manejar, incluye aspectos poco ortodoxos, como por ejemplo los horarios de trabajo, la interacción entre los centros de costo y producción, con estructuras absolutamente distintas el uno del otro, agravado por la constante introducción de nuevas leyes por parte del Gobierno. Otros elementos también inciden, como por ejemplo el ambiente de la mala praxis. Otro factor importante es la matriz de opinión. La capacidad de curar es inversamente proporcional a la matriz de opinión. Hoy en día son impresionantes las herramientas y sistemas que existen para curar a los pacientes, específicamente en el área de la tecnología, sin embargo la matriz de opinión tiende a disminuir. En comparación, por ejemplo, con los años 60 cuando el servicio médico se limitaba a una adecuada hostelería, la matriz de opinión favorable a la medicina estaba en un punto sumamente alto.

Específicamente en el caso de Venezuela la matriz de opinión no está ayudando a alinear el interés de los factores envueltos a fin de mejorar la situación global, a través de la comunicación entre la voluntad política y gremial. Hay dos cosas que participan en esto; una es la turbulencia política, y la otra la turbulencia económica. En un país con una inflación y devaluación como la que tenemos, obviamente los costos son altos y por ende la calidad disminuye, el acceso a la prestación de servicios de calidad es menor, etc. (Bello, Entrevista al Dr. Alexis Bello, 2012)

CAPÍTULO 5

BRECHAS DE DESEMPEÑO

Como metodología en la recolección y clasificación de datos se recomienda el contraste entre diferentes fuentes. (Yin R. K., 2011) Para ello, en este trabajo se seleccionó el recuento que el MPPS y la FMBA, hacen de los principales obstáculos que enfrentaron durante el 2011, en la Memoria y cuenta correspondiente al 2012, los cuales se han clasificado según su tipología.[1]

La data se encontró relevante y guarda notoria similitud con los datos recolectados de otras fuentes. En este apartado se le catalogó mediante la matriz propuesta por Elizabeth H. Bradley, Sarah Pallas, Chhitij Bashyal, Peter Berman y Leslie Curry [2] para la Detección de brechas de desempeño y análisis de causas raíz, lo cual permitió alinearla con cada uno de las áreas gerenciales y términos estudiados, considerando la nomenclatura particular que el MPPS y la FMBA suelen asignar a cada variable.

El objetivo de esta técnica es encontrar las principales causas de los problemas y relacionarlas con áreas estratégicas específicas a fin de proceder a elaborar estrategias conducentes a su resolución. (Bradley, 2010) Uno de los principales aportes de esta metodología es que permite asignar una brecha en el desempeño o problema detectado a varias estrategias, lo cual es altamente aplicable en el área de los sistemas complejos, debido a que justamente su teoría estudia este tipo de interacciones. (Gaines, 2008)

---

1   Ver ANEXO C: Detección de brechas de desempeño y análisis de causa raíz. Ejemplo de matrices utilizadas. Según la metodología propuesta por (Bradley, 2010).

2   Del Yale Global Health Leadership Institute, Yale School of Public Health, New Haven, USA. Health, Nutrition, and Population Unit, Human Development Network, World Bank, Washington DC., USA. (Bradley, 2010)

Resultados

Una vez tabulada la data, se obtuvieron los siguientes resultados:

No. De obstáculos reportados = 71

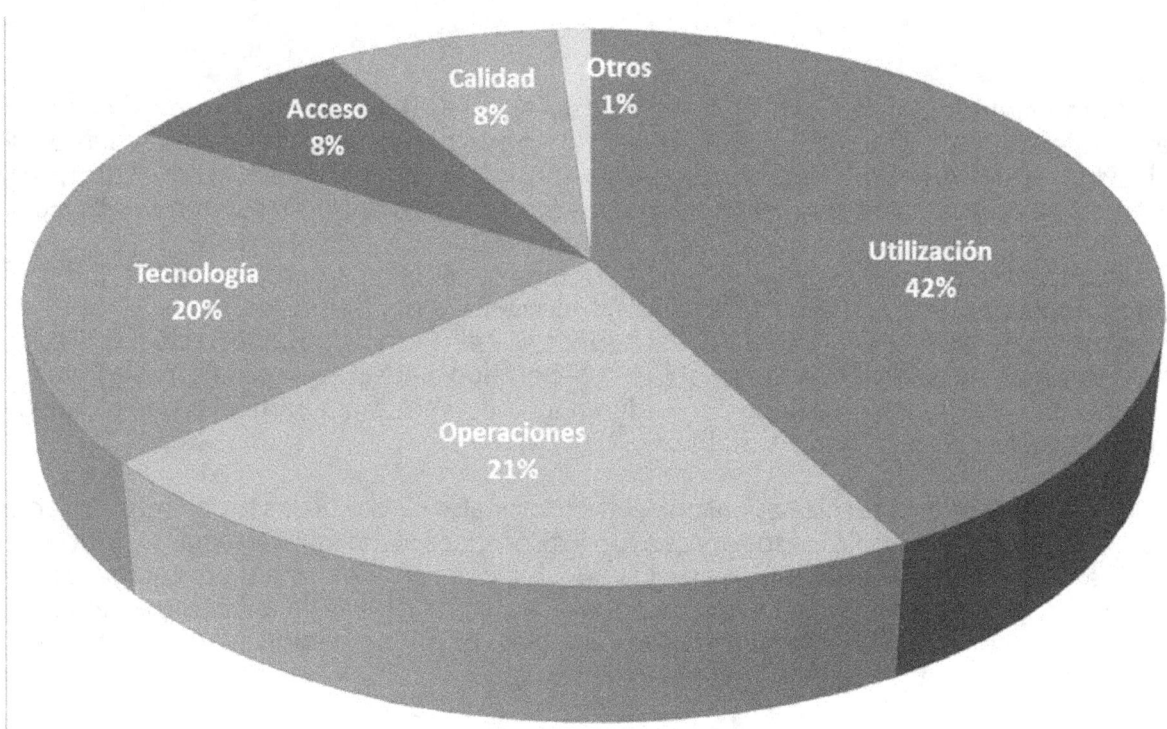

Gráfico 7: %. y tipo de Obstáculos Reportados por el MPPS Y FMBA 2011

Fuente Propia, a partir de data tomada de (MPPS, 2012)

No. y características de los Obstáculos Reportados por el MPPS Y FMBA 2011

Área	No casos	Descripción
Utilización	38	• Asignación de recursos, insuficiencia presupuestaria para la adquisición de insumos, carencia de recursos. • Ausencia de un plan de suministros integrado. • Alta rotación del personal dificulta la continuación de las acciones • Inseguridad en la situación laboral de los ACAPS, se cumplen metas de formación y no se obtiene inclusión laboral de los formados. Falta la creación de los cargos y su adjudicación a los egresados de los cursos de formación. • Tramitación de puntos de cuentas a los funcionarios que viajan en representación de la República Bolivariana de Venezuela, para que tengan un papel protagónico en los Organismos Multilaterales y Bloques Regionales: Comité Ejecutivo de la OPS, Secretaría del ORAS CONHU, Asamblea Mundial de la Salud, etc. • Deficiencias en la infraestructura de la oficina lo que imposibilitó el trabajar en un ambiente adecuado, ya que no se cuenta con las áreas acordes y en buenas condiciones. • Falta de Recursos y retrasos en la distribución de medicamentos en la red de Servicios de Salud. • Rutas ineficientes para los sistemas de distribución y carencia de almacenes apropiados y logística para la repartición de medicinas. • Limitaciones para realizar un control de gestión sobre los recursos transferidos a los estados descentralizados Desvió por parte de los estados de los fondos transferidos, para algunos fines diferentes a la salud. • Absoluto desfase de la tabla de viáticos del MPPS, dada su antigüedad, lo cual hace inoperante las actividades de rectoría y control. • Ausencia de vehículos para fumigar, lo cual permitiría combatir enfermedades endémicas. • Déficit de embarcaciones motorizadas. • Déficit de vehículos para supervisión y monitoreo.
Operaciones	19	• Complejidad y retrasos en los procesos administrativos relacionados con los pagos de becas, transferencias internas de partidas no ejecutadas. • Limitada articulación entre las direcciones del Ministerio, con las coordinaciones regionales y otras instituciones • Falta de tecnificación de los procesos. • Revisión de los procesos o creación de un proceso de cobro a la responsabilidad social por parte de las empresas contratistas del MPPS. • Gerencia de enfermedad: Dificultades en las entidades federales para gestionar la Promoción y la Prevención establecidas y planificadas por los Programas de Salud.

Tabla 18: No. y tipo de Obstáculos Reportados por el MPPS Y FMBA 2011
Fuente Propia, a partir de data tomada de (MPPS, 2012) Matriz propuesta por (Bradley, 2010)

No. y características de los Obstáculos Reportados por el MPPS Y FMBA 2011

Área	No casos	Descripción
Proceso de mejora de la tecnología y herramientas de desarrollo	18	• Falta de un nuevo sistema de base de datos para el procesamiento de data y la generación de estadísticas y cruces informativos inter ministerial e interinstitucional, con respecto al procesamiento de solicitudes.
		• Sistemas de suministros y control de existencias de medicinas.
		• Dificultades en la coordinación nacional en cuanto a requerimiento de insumos en articulación con Directores Regionales de cada Estado y los establecimientos de la red de Servicios de Salud. MPPS, directamente en SEFAR.
		• Ausencia de un sistema de suministros integrado.
		• Carencia de BD para el da a las necesidades del procesamiento de información del Ministerio del Poder Popular para la Salud, lo que dificulta la recopilación de los resultados, y la unificación de criterios (tipo de letra, colores, tipo de programa, entre otros) en el manejo de la información, lo que ocasiona retardos o duplicidad de procesos.
		• Carencia de BD para seguimiento y evaluación de la ejecución de los Convenios Internacionales que en materia de Salud se desarrollan entre Venezuela y Cuba, Argentina, Bolivia, Brasil, Colombia, Nicaragua, Gambia, Guinea Bissua, República Popular China, República Islámica de Irán y República de Francia.
		• No hay unificación de los sistemas.
		• Requerimientos de desarrollo de sistemas en el área de Gerencia de Uso para facilitar procesos de procura.
		• Requerimientos de desarrollo de sistemas en el área administrativa para facilitar procesos administrativos en general.
		• BD o sistema admón. de expedientes para Consultoría Jurídica.
		• Ausencia de una plataforma tecnológica que permita la vinculación oportuna con la red hospitalaria.
Acceso	7	• Carencia de Personal Especializado, médicos, enfermeras, técnicos, etc.
Calidad	7	• Carencias en cuanto a organización y normativas.
		• Normalización criterios comunicacionales.
		• Ausencia de una base de datos adaptada a las necesidades del procesamiento de información del Ministerio del Poder Popular para la Salud, lo que dificulta la recopilación de los resultados, y la unificación de criterios (tipo de letra, colores, tipo de programa, entre otros) en el manejo de la información, lo que ocasiona retardos o duplicidad de procesos.
		• Documento Oficial de Política de Medicamentos y otros insumos para la salud.
		• Retrasos en la aprobación de la estructura organizacional, lo que impidió avanzar en la conformación de los equipos de trabajo para el cumplimiento de objetivos.
Otros	1	• La descentralización de la salud afecta el funcionamiento y consolidación del Sistema Público Nacional de Salud.

No. y tipo de Obstáculos Reportados por el MPPS Y FMBA 2011 (Continuación)
Fuente Propia, a partir de data tomada de (MPPS, 2012) Matriz propuesta por (Bradley, 2010)

CAPÍTULO 6

ESTRATEGIAS ORIENTADAS A LA MEJORA DEL SISTEMA PÚBLICO NACIONAL DE SALUD (SPNS)

Una primera revisión de la literatura referente a la gerencia de salud, tanto en la praxis como en el área académica, revela que mientras la planeación estratégica es considerada de gran importancia para el sector, la investigación referente al desarrollo de estrategias resulta insuficiente.

Porter and Teisberg profundizan sobre esta tendencia, citando que generalmente "los negocios, son vistos como un mundo sucio" dentro del concepto de gestión de la salud, y que "a pesar de la necesidad de elaborar y planificar las estrategias necesarias para prestar mejores servicios de salud, la literatura sobre estrategias, métodos y operaciones dirigida hacia las organizaciones, es en esencia, inexistente". (Porter Michael E., 2006)

Tales insuficiencias ubican a la gerencia de salud en una posición de retraso en relación con los demás sectores industriales, en términos de evolución y capacidad de respuesta a los retos actuales.

En este apartado se presentan los marcos y principios para definir, medir y mejorar el rendimiento de los servicios de salud del SPNS, basados en referencias teóricas desarrolladas a partir de las experiencias del NHS y KP. Es importante resaltar que el presente constituye un ejercicio académico efectuado a partir del supuesto de que cada sistema de salud responde a las particularidades intrínsecas en su historia y cultura, y a sus características sociales, ambientales, políticas y económicas. Por lo que ninguna estrategia aplicada exitosamente en un sistema en particular, debería producir exactos resultados al trasplantarse, lo cual ha sido una de las fallas detectadas en cuanto a la FMBA.

Venezuela llega a la firma de convenios de cooperación con Cuba sobre la base del intercambio de petróleo por asesoramiento técnico en diversas materias, la más importante de las cuales está constituida por los aportes cubanos en educación y salud. El primero de esos convenios se firma en 2000 y es refrendado en 2005.

El convenio firmado en 2000 establece, en su artículo 1, la participación de organismos públicos y privados de ambos países e incluyen, de ser necesario, a las ONG´s y Universidades e institutos de investigación, todo de acuerdo a lo previsto en relación con los proyectos de desarrollo nacionales y regionales. El artículo 2 reza textualmente: "En aplicación del presente Convenio, la República de Cuba prestará los servicios y suministrará las tecnologías y productos que estén a su alcance para apoyar el amplio programa de desarrollo económico y social de la República Bolivariana de Venezuela, de los cuales ésta no disponga...

Tales bienes y servicios serán definidos cada año, según el acuerdo de ambas partes, precisando el monto monetario, las especificaciones, regulaciones y modalidades en que serán entregados. Estos bienes y servicios serán pagados por la República Bolivariana de Venezuela, en el valor equivalente a precio de mercado mundial, en petróleo y sus derivados.

La definición de inexistencia no vendrá dada por las capacidades reales o potenciales de Venezuela, sino por las carencias y necesidades del gobierno cubano y de las relaciones que se fortalecerán con otros fines entre ambas naciones. (Díaz Polanco, Salud Y Hegemonía Regional:

Las Relaciones Cuba-Venezuela, 1999-2006, 2008, págs. 6,7)

Ningún conjunto de métricas o métodos pueden adaptarse perfectamente a los contextos particulares de cada sistema, menos aun tratándose de sistemas complejos adaptativos como los de la salud. Lo cual no significa que los gerentes de salud o los responsables políticos se aíslen del entorno global y dejen de analizar alternativas implementadas en distintas partes del mundo. El reto para ellos debe ser determinar qué medidas de desempeño y estrategias de mejoramiento son apropiados para un contexto particular. En tal sentido, los enfoques conceptuales y metodológicos presentados en este trabajo pretender constituirse en una oferta para adaptar algunas estrategias a la solución de problemas específicos detectados en el SNPS.

El proceso real, debe provenir de cada contexto particular aunque, como se ha visto en (Cuadros comparativos sobre algunas de las estrategias analizadas) pueda a veces compartir algunas similitudes. Primeramente, las estancias de toma de decisiones, en los diferentes ámbitos de un sistema, deben comprender por qué las organizaciones que lo conforman funcionan de determinada manera. En segundo lugar, es necesario analizar la diferencia entre lo que se está haciendo y lo que se quiere lograr. El diseño de estrategias viables que aborden las causas subyacentes a las brechas de desempeño, sería el tercer paso, y por último, debe desarrollarse la capacidad de medir y evaluar el progreso de la implementación de dichas estrategias, a fin de determinar si se están produciendo los efectos deseados, y para facilitar el aprendizaje y por ende la adaptación del sistema a los rápidos cambios que se suceden en el sector salud, garantizando su permanencia en el tiempo.

De la información categorizada en el apartado anterior, se desprende que los mayores obstáculos detectados por el MPPS y la FMBA, se encuentran en el área relativa a las Gerencias de Utilización, Operaciones, y los Procesos de mejora de la tecnología y herramientas de desarrollo.

Es importante destacar, que ni el MPPS, ni la FMNS, utilizan dichos términos, así como tampoco el relativo a la Gerencia del Conocimiento. De hecho, se conceptualiza la tecnología como máquinas y redes, y como resultados de los mismos, estadísticas y transmisión de data, sin discurrir en dicho contexto el aprendizaje organizacional, el conocimiento, ni la inteligencia como tal. En línea general, el sistema no considera la gestión eficiente de la información y el conocimiento entre sus estrategias, aunque sí menciona la implementación de tecnologías de avanzada, incluyendo satelital, redes, y opciones como la telemedicina o telesalud [1].

Considerando la difícil encrucijada que atraviesa la Salud en Venezuela, podría beneficiarse de una mejora en su capacidad comunicacional y en cuanto al intercambio de información entre todas las organizaciones que lo conforman en todos sus ámbitos, especialmente en el de la toma de decisiones, que al contar con mayor y mejor información, seguramente podrán promover y lograr un mejor desempeño.

Podría decirse que en el MPPS y en la FMBA existen ciertos recursos, y se ha invertido en algunos proyectos pero a juzgar por su desempeño, no se han alcanzado los resultados propuestos. Paradójicamente, la parte el sistema que posee instrumentos, o cierta base tecnológica no los utiliza de manera eficiente, y la otra parte, sencillamente no cuenta con ellos. En el primer caso, aunque se produce grande cantidad de información, no se cuenta con recursos suficientes o apropiados para encontrarlos manejarlos, entenderlos o usarlos.

---

[1]   (Ver Plan Operativo Anual Nacional)

La Dirección estratégica vista desde la complejidad

En el pasado, se consideraba que las organizaciones eran creadas para lograr ciertos objetivos, los cuales a su vez eran determinados por su CEO (Chief Excecutive Directors), los Dueños, y la alta gerencia. (En las ONG, los objetivos eran definidos por los miembros del Comité Directivo, los inversionistas, etc.) Con base a dicho objetivo, se diseñaba la manera cómo las organizaciones debían ser dirigidas y gerenciadas. De hecho, se atribuía a la alta gerencia, la función de decidir cuáles eran los objetivos de la organización y posteriormente diseñar las estrategias para alcanzarlos, concepción compartida por los organismos públicos.

Hoy en día, se observa el diseño organizacional con cautela. Si bien teóricamente, el proceso es racional y envuelve cuidadosos cálculos y procedimientos que escalan a través de una serie de etapas, en la práctica, el diseño de estrategias es un proceso político, desordenado, durante el cual cada cambio propuesto es sujeto a la defensa y contradefensa de las partes, ya que siempre envuelve intereses, por lo cual los resultados suelen ser compromisos híbridos, con representación de cada una de las partes en disputa. En ningún otro tipo de organización esto resulta tan cierto como en el área de la salud, especialmente en cuanto a la salud pública. Así pues, existe una notoria discrepancia entre cómo el diseño organizacional es representando por la alta gerencia, y la manera como opera en la cotidianidad. (Daft, 2012)

Se pueden diseñar estrategias para los Sistemas Complejos Adaptativos (SCA) sólo hasta cierto punto. Por ejemplo, uno puede diseñar un sistema de información que abarque la totalidad del sistema. Sin embargo, estos sistemas no pueden ser diseñados en el mismo sentido que un proceso industrial para la producción de vehículos, debido a que los SCA tienden a aprender, adaptarse y organizarse ellos mismos. (Rouse, 2008)

Los SCA se rediseñan a sí mismos en tiempo real y dinámicamente. De hecho, la "Gestión" y la "planeación", deben efectuarse en forma diferente para los SCA que para otros tipos de sistemas. Por ejemplo, si en los sistemas tradicionales se gerencia para minimizar los costos, en los SCA, se gerencia para maximizar el valor.

De acuerdo con la teoría de la complejidad, al establecer estrategias para este tipo de sistemas, debe considerarse la emergencia relativa de sus procesos e interacciones, esto es los cambios de estrategia a través del tiempo de forma impredecible basados en el aprendizaje y la coevolución de las relaciones, enfocándose en el desarrollo de estructuras flexibles, enfocadas hacia la captación de la inteligencia del ambiente externo para ajustarse y optimizar su eficiencia en el medio ambiente. (Rouse, 2008)

Flexibles o no, el objeto y concepto de estrategia es uno solo. Desarrollado como soporte a la dirección determinada por la misión y la visión organizacional, y los objetivos operativos, los gerentes seleccionan estrategias y diseñan opciones justificadas en relación con su relevancia en el marco de un entorno determinado.

Una estrategia, es un plan para interactuar en un entorno competitivo para lograr objetivos organizacionales. Hay quienes piensan que los objetivos y las estrategias pueden ser intercambiables, pero desde nuestro punto de vista, los objetivos definen hacia dónde la organización quiere dirigirse, y las estrategias definen cómo van a lograrlo. (Daft, 2012, p. 57)

Según los teóricos, el enfoque de los sistemas adaptativos complejos hacia la planificación estratégica se basa el aprendizaje organizacional, enfatizando las decisiones basadas en la misión y los valores, adaptando las relaciones y los sistemas de comunicación, a fin de construir posibilidades que contribuyan a la auto-organización y adaptación a su entorno inmediato y distante. Según este punto de vista, ni la visión, ni el plan estratégico, ni la de estrategias, representan lo que será el futuro, sino más bien son maneras para preparar a la organización para que sea más consistente y se adapte mejor a los cambios constantes y las posibilidades que se suceden permanentemente en el presente. (Rouse, 2008)

El dominio de interés, ese entonces las relaciones entre las entidades organizacionales y su entorno. Y el término para que caracterizar el cambio constante al que están sujetas es coevolución. De acuerdo con la perspectiva de esta escuela de pensamiento, lo recomendable es seleccionar múltiples estrategias, las cuales pueden operar paralelamente a fin de enfrentar diferentes realidades, en distintos ámbitos de la organización, a fin de fomentar la coevolución (Ejemplos de Estrategias que enfrentan varios objetivos a la vez) lo cual difiere de la selección tradicional de estrategias singulares, enfocada en el logro de un objetivo particular. Las estrategias múltiples que pueden ser seleccionadas, son aquellas que:

a. Permiten profundizar o ampliar las prácticas actuales.
b. Permiten generar nuevas prácticas
c. Plantan las semillas para futuros desarrollos.

Ninguno de los tres tipos de estrategias mencionadas son exclusivas, al contrario, la adaptación de una estrategia, debe permitir el cierto nivel el desarrollo de las demás.

Complejidad y democracia en el cambio organizacional

La teoría de la complejidad ofrece valiosas herramientas para el análisis de las políticas públicas. Según Ian Sanderson, el principal problema de la gestión pública es su tendencia antidemocrática, lo cual se contrapone con los objetivos naturales que cualquier organización persigue, debido a que el aprendizaje organizacional requiere de la competencia comunicativa, o "al menos de un debate abierto y argumentación libre" (Sanderson, 2000)

Ian Sanderson expresa que: cuando se evalúan los sistemas políticos complejos, "el ejercicio coercitivo del poder y la ideología" pueden causar distorsiones. Resulta interesante comprender cómo la memoria, la representación y la comunicación trabajan juntos para lograr una organización exitosa, y uno de los conceptos más interesantes que la complejidad ofrece, es el de los fractales, o patrones de relaciones similares que se repiten en múltiples escalas. Esa repetición, es lo que permite que una organización pueda beneficiarse de la coherencia entre el aprendizaje individual, el aprendizaje grupal y el aprendizaje de la organización como un todo. Pudiendo también aplicarse a la noción de "alineación" prestada por la teoría de la gestión estratégica, entre los valores y propósitos de la organización y los de sus empleados.

A la luz de esta teoría se puede determinar que en el sistema venezolano, las relaciones jerárquicas son especialmente rígidas, que los fenómenos de medición de resultados y retroalimentación se producen dentro de una cultura de auditoría coercitiva, que los sistemas son cerrados, y la única motivación, de existir alguna, se maneja a través de la ideología.

Partiendo de la complejidad, la eficacia de los sistemas públicos dependerá de su capacidad comunicativa y democrática para utilizar la información de seguimiento en lugar de en las metas impuestas y de control de gestión típicas de la cultura "pública". La retroalimentación en los sistemas complejos se dirige directamente a los elementos que ejecutan las partes pertinentes y los problemas se exploran abiertamente en lugar de en una atmósfera punitiva y cerrada. Ello debido a que los funcionarios, como entes directamente involucrados en la operatividad del sistema, son aquellos realmente capaces de mejorarlo, al conocer de primera mano los problemas y manejar la información necesaria para resolverlo, la cual supera ampliamente cualquier aporte que puedan proporcionar reportes externos.

El rendimiento organizacional se enriquecerá en la medida que el sistema sea capaz de comunicarse con su medio exterior, entregar información confiable, reportes, datos y estadísticas a tiempo y recibir a cambio críticas, sugerencias y opiniones, como parte de sus mecanismos de retroalimentación. A fin de garantizar el aprendizaje, y la adaptación, las experiencias deben ser compartidas por toda la organización, y por el medio externo. El ambiente como integrante del sistema puede buscar soluciones y alternativas, instrumentándolos como parte esencial de la dinámica organizacional, de ahí la importancia de la comunicación y la negociación entre los diversos entes que conforman el sistema. Pero en Venezuela, nada de esto sucede.

La eficacia del sistema implica la comunicación libre y abierta de los actores de una comunidad universal, una matriz relacional en el que participan racionalmente tanto la cooperación como el conflicto regulado. Este modo de vida asociada, en una palabra, la democracia, no sólo encarna la inteligencia moral en una escala transpersonal, sino que implica la experiencia conjunta comunicada en la que el razonamiento práctico se lleva a cabo, a través de la investigación sobre los problemas morales y políticos sobre el modelo de la ciencia experimental. Un sistema complejo es entonces una "experiencia conjunta comunicada". (Sanderson, 2000)

Desde el punto de vista de la complejidad, las estrategias de salud no nacen desde las esferas políticas hacia la población, sino desde la población hacia las esferas políticas. Lo cual quiere decir, que las estrategias son diseñadas para resolver los problemas concretos detectados en la población, no para difundir las propuestas políticas ideológicas de un Gobierno.

Estrategias propuestas

Es difícil comprender un sistema que todavía no existe, sobre todo, cuando su alcance y objetivos no han sido establecidos con claridad, y cuando con lo único con que se cuenta, es con Políticas y Proyectos Estratégicos, que no provienen de una estrategia formal. De hecho, en la redacción de ambos se observan numerosos contrasentidos, por ej., ¿cómo puede un ente ser ejecutor de intervenciones integrales de salud y coordinador de las intervenciones intersectoriales, si todavía no existe?

Luego de revisar la documentación relacionada, se concluye la total carencia de una visión para el SNPS, y que su evolución y desarrollo futuro no está planificada. Puede ser que se perfile una fusión entre el MPPS, FMBA y el SNPS, o que el FMBA cambie de nombre y pase a llamarse SNPS.

Debido al alto grado de incertidumbre, cualquiera de esas alternativas puede ser posible. Se observa un alto grado de mimetización entre los tres entes: MPPS, FMBA, y SNPS. Así que tanto la determinación de procesos susceptibles a ser mejorados por medio de la adecuación de su praxis gerencial, como la propuesta de estrategias orientadas al fortalecimiento el Sistema Público Nacional de Salud, se efectuarán considerado ambas opciones.

El diseño de las estrategias debe comenzar con el reconocimiento de que el cuidado de la salud como sistema, incluye todos los entes o agentes interesados, ya sean clientes, socios, colaboradores, canales, competidores o reguladores. A partir de este modelo, la estrategia general parte, centrada en la gestión global de la creciente complejidad, disminuyendo finalmente cuando llega a los usuarios finales. (Rouse, 2008)

Selección de las estrategias

Mejorar el desempeño organizacional requiere de una alineación entre las condiciones ambientales, la capacidad de ejecución, y la elección de la estrategia de focalización del desempeño organizacional.

Las estrategias de mejora del rendimiento se deben seleccionar para enfrentar y solucionar las causas de las brechas de desempeño, pero también es necesario considerar los factores contextuales de la organización, vista como un sistema per se: ambiente, capacidad de ejecución, y los esfuerzos que actualmente llevan a cabo para mejorar su rendimiento. Una vez que las causas profundas, factores ambientales, la capacidad de ejecución, y los esfuerzos actuales han sido evaluados, pueden desarrollarse diferentes estrategias, basándose en ejemplos de organizaciones de alto desempeño que enfrentan similares condiciones, internas y externas. La selección de estrategias implica un proceso de varias etapas, con diferentes actividades distintas de análisis, cada una con sus propios métodos asociados. Entre éstas, se mencionan las siguientes [2]:

* Evaluación de las Condiciones Ambientales. Incluyen: poder político, la manera cómo se efectúa el liderazgo político, de dónde provienen los lineamientos institucionales, el panorama económico, las transiciones demográficas y epidemiológicas, la financiación de sistema, y la estructura de los mercados de atención de salud. Entre las condiciones ambientales se deben considerar además los elementos históricos de la organización.

* Evaluación de capacidad de ejecución: se efectúa a fin de identificar las estrategias susceptibles de implementarse de manera exitosa, de acuerdo con la capacidad y motivación de la organización. Se pueden elegir estrategias de acuerdo a otras ya implementadas. En todo caso es necesario considerar los recursos humanos, de infraestructura y económicos disponibles.

* Estimar el alcance de las estrategias en marcha: debido a que pueden influir en la eficacia de futuras estrategias. Esta evaluación tiene dos etapas: en primer lugar, debe documentarse las actividades actuales que se llevan a cabo para mejorar el rendimiento, y en segundo lugar, determinar la efectividad de las mismas dentro de cada contexto de la organización. Una vez evaluadas, estas iniciativas proveerán información sobre líneas de acción positivas o errores a evitar en el futuro.

Estrategias Para la mejora del Desempeño

Existen numerosas estrategias aplicables a la mejora del desempeño de las organizaciones de salud, sin embargo luego de revisar 2.371 artículos relacionados con el tema, (Bradley, 2010) identificó siete categorías de estrategias potenciales:

* Normas y directrices
* Diseño organizacional
* Capacitación, educación y formación
* Mejora de Procesos. Desarrollo tecnológico y desarrollo de herramientas
* Incentivos (monetarios o no monetarios)
* Liderazgo y Gestión

---

2   (Bradley, 2010)

Debido al enfoque de la investigación efectuada, se añadió el área de calidad, y el área de Cultura organizacional se sustituyó por:

- Comunicación Organizacional
- Recursos Humanos
- Organización que Aprende

Mientras que las áreas de Mejora de Procesos, Desarrollo Tecnológico y Desarrollo de Herramientas, fue sustituido por Gerencia del Conocimiento.

Dichas áreas estratégicas, han sido vinculadas con los tipos de gerencia analizados en éste estudio, y con las estrategias utilizadas por KP y el HNS, de acuerdo con su pertinencia, mediante una matriz que además señala los objetivos a lograr.

El proceso de evaluación de la estrategia puede ser formal o informal, cualitativo o cuantitativo, escrito u oral, anónimo o público. El método apropiado dependerá de factores tales como el número de actores involucrados, la distribución del poder entre los grupos de interés, el tiempo disponible para el proceso de selección de la estrategia y las normas culturales de la comunicación dentro de la organización y entre la organización y sus grupos de interés. (Bradley, 2010, pág. 34)

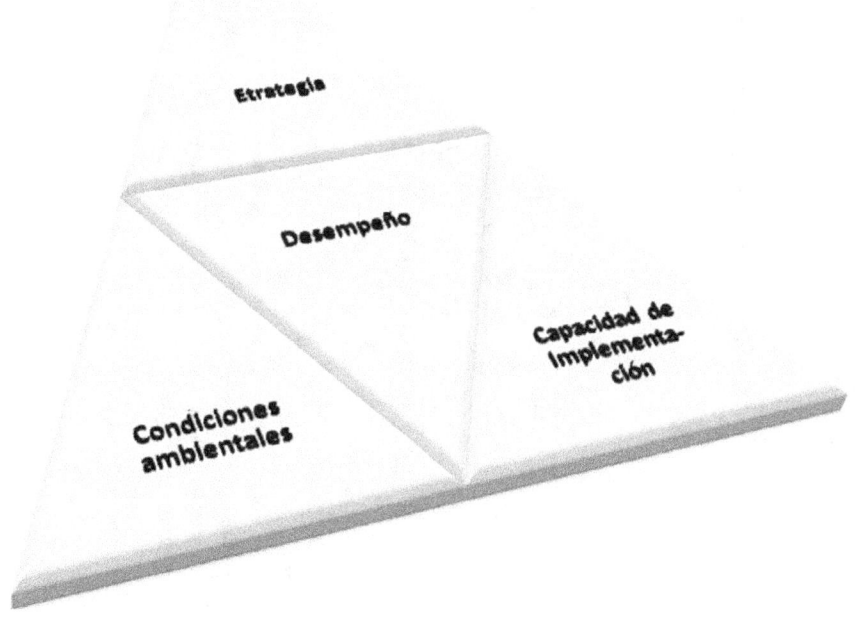

Gráfico 8: Alineación determinante del desempeño organizacional

Fuente: (Bradley, 2010)

Áreas estratégicas, tipos de gerencia, y objetivos estratégicos

Enfoque Estratégico	ELEMENTOS CLAVES PARA EL DESEMPEÑO	ESTRATEGIAS PROPUESTAS
	Objetivo: La prestación de un servicio eficiente Área de competencia gerencial: Gerencia de Procesos	
Mejora de procesos	Identificación de oportunidades para mejorar los procesos Identificación de necesidades Gestión de casos Gerencia de la Enfermedad Medición del Desempeño	Medición de indicadores Planes de procura Estudios prospectivos, y revisiones retrospectivas de la necesidad médica para servicios específicos Formación de equipos de expertos para la mejora clínica
Normas y directrices	Identificar procesos que puedan ser estandarizados Desarrollar procedimientos operativos Capacitar al personal sobre nuevas normas y directrices Incorporar la adherencia a las guías en el personal Generar criterios de desempeño institucional	Flujo de operaciones Análisis del flujo de movimientos Estandarización de procedimientos: operación, ingresos, egresos, tránsito, almacenamiento, eliminación de residuos, registros
Liderazgo y gestión	Establecimiento del liderazgo Definición de roles, responsabilidades y autoridad Determinación de competencias	Desarrollo y soporte de la función ejecutiva en las instalaciones (por ejemplo, Directores Creación de comités Programas de capacitación, asesoría y entrenamiento

Tabla 19: áreas estratégicas, tipos de gerencia, y objetivos estratégicos

Fuente: Propia, desarrollada a partir de (Bradley, 2010)

Enfoque Estratégico	ELEMENTOS CLAVES PARA EL DESEMPEÑO	ESTRATEGIAS PROPUESTAS
	Objetivo: Procurar el mejor uso de los recursos con los que cuenta la organización a todos los niveles y en todos sus ámbitos **Área de competencia gerencial:** Gerencia del Uso	
Incentivos (monetarios o no)	Definición de objetivos de desempeño Identificación de incentivos pertinentes, con relación al objetivo, basado en el aporte del personal Sistema de incentivos Implementar y monitorear sistema de incentivos por rendimiento	Pago condicionado al logro de los objetivos, por ejemplo, vacunación, visitas prenatales, partos asistidos Políticas generales de responsabilidad por la poca, mucha o mala utilización de los recursos destinados a la atención primaria y especializada Bono por desempeño Médicos a dedicación exclusiva Creación de sistemas para monitorear los resultados
Diseño organizacional	Selección de la estructura funcional o interfuncional Determinación de líneas de reporte Alineación de la responsabilidad y autoridad en cada función	Equipos de atención integral, congestión dedicada y apoyo administrativo
Capacitación, educación y formación	Proporcionar capacitación previa al servicio de alta calidad, vinculado con las competencias requeridas, socialización y normas de profesión Implementar un sistema para identificar las necesidades de conocimiento entre el personal Facilitar el acceso del personal a nuevos conocimientos técnicos a través de recursos de información y eventos de aprendizaje	Planes de formación continua Recursos en internet Facilidades económicas para continuar con la educación Becas y planes de pago

Áreas estratégicas, tipos de gerencia, y objetivos estratégicos

Fuente: Propia, desarrollada a partir de (Bradley, 2010)

Enfoque o Estratégk	ELEMENTOS CLAVES PARA EL DESEMPEÑO	ESTRATEGIAS PROPUESTAS
	Objetivo: Procurar el aprendizaje organizacional	
	Área de competencia gerencial: Gerencia del Conocimiento - La Organización que aprende	
Desarrollo tecnológico o desarrollo de herramientas	Desarrollo o implementación de tecnología médica. Desarrollo o implementación de tecnología informática	Desarrollo de sistemas enfocados en las áreas necesarias. Mecanismos digitalizados para la captura de datos y la retroalimentación. Capacitación en el área tecnológica. Historia clínica digitalizada. Soporte para auto-cuidado. Sistemas para la Gestión de Casos y la Gestión de Enfermedades crónicas.
Comunicación e información	Desarrollo de comunicaciones internas y externas que permitan el intercambio eficiente de información. Identificación de las estructuras formales e informales, procesos, dinámicas de grupo, y patrones de comunicación que contribuyen a las actitudes del personal y las creencias. Desarrollar (con la colaboración de todo el personal) una visión sobre los objetivos y la cultura organizacional, que facilite la consecución de los objetivos. Determinar los cambios necesarios a las estructuras, procesos, grupos. Generar la comunicación necesaria para crear la cultura deseada	Diseño de encuestas para medir los niveles de aceptación de políticas implementadas. Diseño de encuestas para medir la identificación del personal. Diseño. Mecanismos de su supervisión y apoyo. Fortalecimiento del trabajo en equipo.
Organización que aprende	Convertir al SNPS en una Organización con memoria, capaz de aprender de sus errores y compartir sus éxitos	Compartir en tiempo real los datos significativos para su rendimiento. Capacitación formal en la metodología de resolución de problemas. Participación y compromiso de la fuerza de trabajo en el intercambio de conocimiento. Creación de estructuras de liderazgo, creencias compartidas y comportamientos. Benchmarking interno y externo. Intercambio efectivo de conocimientos técnicos.

Enfoque Estratégico	ELEMENTOS CLAVES PARA EL DESEMPEÑO	ESTRATEGIAS PROPUESTAS
	Objetivo: Garantizar la calidad del servicio **Área de competencia gerencial: Gerencia de la Calidad**	
Calidad	Establecer mecanismos de acreditación de la calidad Establecer mecanismos de acreditación en general Recertificación de los médicos Recertificación de las organizaciones	Cuestionarios de satisfacción a los pacientes Marcas de acreditación, permiten a los usuarios identificar rápidamente los resultados de las organizaciones acreditadas. Generación de normativas procedimentales de calidad
	Objetivo: Garantizar el acceso de los servicios de salud a la mayor parte de la población beneficiaria **Área de competencia gerencial: Gerencia de acceso**	
Recursos Humanos	Mecanismos de medición de actitudes Mecanismos de captación y retención del personal médico especializado	Revisión de la política salarial Revisión de los planes de beneficios laborales Políticas sindicales

Tabla 20: áreas estratégicas, tipos de gerencia, y objetivos estratégicos

Fuente: Propia, desarrollada a partir de (Bradley, 2010)

Condiciones para la efectividad

ENFOQUE ESTRATÉGICO	CONDICIONES
	Objetivo: La prestación de un servicio eficiente
	Área de competencia gerencial: Gerencia de Procesos
Mejora de procesos	Estandarización de procesos
	Evaluación y monitoreo del cumplimiento de las directrices
Normas y directrices	Existencia de justificación moral para regular el comportamiento
Liderazgo y gestión	El Gobierno debe estar dispuesto a delegar la responsabilidad de la gestión y la autoridad a personal capacitado
	Credibilidad basada en el seguimiento de sistemas de rendición de cuentas
	Existencia de marco legal que garantice la transparencia de la gestión y la rendición de cuentas
	Objetivo: Procurar el mejor uso de los recursos con los que cuenta la organización a todos los niveles y en todos sus ámbitos
	Área de competencia gerencial: Gerencia del Uso
Incentivos (monetarios o no)	El comportamiento a incentivar está alineado con el objetivo
	El personal incentivado tiene control sobre los resultados
	El resultado puede medirse
	Existe posibilidad de ofrecer y otorgar incentivos
Diseño organizacional	Existe posibilidad de colaboración interdepartamental e interdisciplinaria
Capacitación, educación y formación	Disponibilidad de facilitar al personal el tiempo y recursos necesarios para su capacitación

Tabla 21: Condiciones para la Efectividad
Fuente: Desarrollado a partir de (Bradley, 2010)

ENFOQUE ESTRATÉGICO	CONDICIONES
Objetivo: Procurar el aprendizaje organizacional	
Área de competencia gerencial: Gerencia del Conocimiento - La Organización que aprende	
Desarrollo tecnológico desarrollo de herramientas	Disponibilidad de recursos para la inversión en tecnología
Comunicación e información	Los grupos de referencia pueden ser identificados y comprometidos
	Trabajo en equipo
	Liderazgo
Objetivo: Garantizar la calidad del servicio	
Área de competencia gerencial: Gerencia de la Calidad	
Calidad	Interés en generar procesos que produzcan resultados de alta calidad
Objetivo: Garantizar el acceso de los servicios de salud a la mayor parte de la población beneficiaria	
Área de competencia gerencial: Gerencia de acceso	
Recursos Humanos	Capacidad de diálogo con colegios, gremios y sindicatos

CAPÍTULO 7

ESTRATEGIAS PROPUESTAS
PARA EL FORTALECIMIENTO DEL SNPS

Por ser el área con más problemas detectados, causales de brechas del desempeño determinadas, y una de las que cumple con mayores condiciones para la efectividad, se han desglosado las estrategias correspondientes a la Gerencia de Procesos.

1. Principios generales

Los entes rectores de los organismos prestatarios de salud, son los responsables de asesorar, supervisar y promover las mejores prácticas gerenciales que permitan la integración de sus actividades y funciones. Para ello se proveerán las políticas públicas para garantizar el que estas organizaciones cumplan con los deberes adquiridos con el pueblo venezolano.

A través de las estrategias propuestas, se espera que el sistema complete su transición, de un enfoque basado en la capacidad, a otro orientado en el desempeño de la actividad clínica, funciones y procesos, todo lo cual tendrá un impacto significativo en la atención prestada a los pacientes. Las estrategias planteadas se basan en la premisa de que los organismos prestatarios de salud existen para maximizar la salud de las personas a las que atienden, por medio del uso eficiente de sus recursos. Por ende las estrategias en sí mismas se enmarcan en los objetivos del desempeño, los cuales pueden estar sujetos a cambios y refinamientos en el futuro, y tienen una visión a largo plazo, lo cual expandirán la riqueza y la diversidad de manera de pensar, adaptándose a los requerimientos, la cultura, y la idiosincrasia de los pueblos.

Extensión

Las estrategias gerenciales propuestas, especifican exigencias propias de las diferentes áreas, las cuales han sido desarrolladas para enfatizar la Gestión del Conocimiento motorizando la evaluación del desempeño y el mejoramiento continuo de los servicios ofrecidos a los pacientes. Por ende:

- Las estrategias enfatizan el desempeño actual, no simplemente la capacidad de prestar algún servicio o de atender a los pacientes.

- Las estrategias están enfocadas hacia lo que realmente importa: el cuidado prestado a los pacientes y la gerencia de larga iniciación que lo presta.
- Dentro del amplio campo referente al cuidado del paciente, las estrategias se enfocan en activida-

des importantes o en aquellas funciones que influencian directa o indirectamente los resultados en cuanto al servicio.

- Las expectativas sobre el desempeño reflejado en las estrategias propuestas, deben signar una mejora cualitativa en la gerencia general de las organizaciones de salud, en los organismos rectores, y en el sistema en general.

- El objetivo general de estas estrategias no es de tipo punitivo, sino que está enfocado hacia el mejoramiento de los sistemas y del entorno de trabajo con el fin de motorizar cambios positivos que faciliten el logro de la prestación de los servicios. Su fin es la provisión de un servicio de salud excelente, que permita al sistema desarrollarse y permanecer a través del tiempo.

Aplicación

Los requerimientos para estas estrategias son genéricos, y están diseñados para ser aplicados en cualquier organización de salud, indiferentemente de sus tipo, tamaño y complejidad. Considerando que: Llevar a cabo estas estrategias puede requerir de la competencia de equipos de trabajo multidisciplinarios, o el trabajo concatenado entre varios departamentos o servicios.

- Las estrategias han sido organizadas de acuerdo con marcos de trabajo funcionales, con la adición de que los hospitales y las organizaciones de salud son sistemas integrados, más allá que colecciones de unidades independientes.

- Las estrategias planteadas no deben ser consideradas restrictivas, sino que al contrario han sido diseñadas para motorizar la innovación y la flexibilidad, donde las organizaciones puedan sentirse libres para desarrollar nuevas estrategias o enfoques, que mejor se adapten a la satisfacción de sus necesidades particulares.

Términos y definiciones

Para los propósitos determinados anteriormente, se consideran las siguientes definiciones de manera inclusiva:

Departamento: se refiere a cualquier unidad estructural del organismo prestatario de salud, también llamada unidad o servicio.

Atención o cuidado médico: se refiere al tratamiento médico y a la provisión de un servicio clínico. Paciente: el cliente que recibe el servicio médico o el individuo al cual se sirve. Cualquier persona que requiera del cuidado la atención médica.

Medidas de desempeño: una medida que puede ser un indicador o un estándar utilizado para reconocer el nivel de desempeño de cada función proceso de una organización.

Proceso: series de acción y, eventos, mecanismos o pasos interrelacionados que tienen como fin alcanzar un objetivo determinado.
Organismo prestatario de salud: un nombre genérico utilizado para describir cualquier tipo de orga-

nización dedicada al cuidado de la salud por ejemplo hospitales, clínicas, ambulatorios, etc.

Etapas de aplicación

La estrategia debe aplicarse en las siguientes etapas:

- Educar a los actores participantes, interesados sobre el valor del conocimiento y como este puede mejorar sus funciones y ayudar a superar las brechas en el desempeño.

- Comprender los flujos de trabajo, las prioridades de los usuarios, y las limitaciones de recursos específicas a fin de diseñar aplicaciones para cada organización.

- Establecer los flujos de conocimientos existentes dentro de cada organización, a fin de identificar las oportunidades y barreras para las posibles soluciones.

- Garantizar la participación de los actores en el proceso de identificar el conocimiento necesario para la prestación de cada servicio y la manera como prefieran utilizarlo.

- Identificar diferentes fuentes de conocimiento y luego asegurarse de que los interesados tengan acceso eficiente, personalizado y de preferencia a las mismas.

- Diseñar aplicaciones y marcos que contextualicen los conocimientos locales para satisfacer las carencias teórico-prácticas.

Requerimientos generales

La organización debe establecer, documentar y mantener un Sistema de Información Gerencial que continuamente le permita mejorar su efectividad. Parte de ésto incluye:

- Identificar los procesos necesarios para cada uno de los sistemas gerenciales y sus aplicaciones en cada área de la organización.

- Determinar la secuencia de interacción de dichos procesos.

- Determinar el criterio de los métodos necesarios para asegurar tanto la operación como los controles de esos procesos para que sean efectivos.

- Asegurar la provisión de recursos y de la información necesaria para soportar las operaciones y el monitoreo de dichos procesos.

- Monitorear, medir y analizar los métodos e implementar todas aquellas acciones necesarias para lograr los resultados planificados y garantizar el mejoramiento continuo de la organización.

Todos los procesos deberán ser diferenciados por las organizaciones de salud de acuerdo con los requerimientos propios de la misma.

2. Estrategias para la Gerencia de Procesos

Objetivo: La prestación de un servicio eficiente.

I. Área Estratégica: Mejora de procesos

1. Planeación de los procesos relativos a los servicios: la organización debe planificar y desarrollar las necesidades de los procesos orientados hacia los servicios de salud. La planeación del cuidado del paciente debe ser consistente con los requerimientos de otros procesos gerenciales. En la planeación debe determinarse lo siguiente:

- Objetivos que se desean alcanzar y los requerimientos de los servicios de atención al paciente
- La necesidad de establecer procesos, documentos y proveer recursos específicos para los servicios
- Registros necesarios para proveer la evidencia de que los procesos y el paciente es tan cumpliendo con los requisitos
- El resultado de esta planeación debe ser en una forma apropiada para los métodos operativos de la organización.

2. Estándares en cuanto a la planificación de la organización. La planeación de la organización debe asegurar que:

- Se provea liderazgo para la planeación de la organización.
- La planeación incluye el establecimiento de una misión, visión y valores organizacionales y promover planificación y políticas estratégicas, operativas, programáticas y otras para cumplir con la misión y la visión.
- La planeación está dirigida a las funciones de la organización.

3. Evidencia en el desempeño de la planificación. La evidencia en el desempeño de la planificación debe proveer:

- Un organigrama estructural, bien sea referido a una organización individual o un sistema hospitalario.
- Contrato o acuerdo escrito, o descripción de la responsabilidad y autoridad del líder
- Minutas que describan la participación de los líderes y sus niveles corporativos en el sistema
- Personal médico por leyes, reglas y regulaciones
- Organismo rector leyes, reglas y regulaciones

4. Diseño de los procesos: Para el diseño del proceso debe considerarse la capacidad operativa de la planta física, vs. las necesidades poblacionales detectadas.

- Deben calcularse las horas, días, o momentos pico en cuanto al servicio
- Deben calcularse los procedimientos implícitos en el tipo de cuidado
- Deben calcularse los índices de eficiencia individual del personal participante en los procesos en cada una de las plantas físicas
- Deben establecerse hojas de ruta a fin de determinar el movimiento del personal por la planta física y verificar que sus actividades sean las apropiadas durante el horario de trabajo.
- Deben establecerse mecanismos regulatorios de las horas de entrada y salida de la información preferiblemente digitalizados
- Debe reportarse cualquier inconveniencia, retraso, o ineficiencia de inmediato

- Los índices de ineficiencia deben estar sujetos a intervenciones inmediatas a fin de regular su efectividad y la calidad del servicio

5. Evaluación del paciente: Personal calificado y evalúa las necesidades de cada paciente. Dicha evaluación continúa a través del contacto del paciente con la organización, a objeto de determinar el cuidado a través de la evaluación de las necesidades de cada paciente, por lo cual el siguiente proceso debe cumplirse:
- Debe llevarse un registro de la data y de la evaluación de la necesidad del paciente.
- La data debe ser analizada a fin de crear la información necesaria para decidir el abordaje más apropiado para cumplir la necesidad del paciente.
- Debe tomarse una decisión basada en el análisis de dicha información.
- Evaluación inicial. Cuando el paciente llega al lugar del servicio, información debe ser recogida para identificar las razones que lo han traído al hospital. La evaluación inicial de determinar lo siguiente:
- Información física, psicológica, tipo de cuidado requerido, y posibles necesidades de tratamientos futuros.
- Alcance intensidad de futuras evaluaciones serán determinadas por el diagnóstico del paciente, las posibilidades y los recursos con los que cuenta la organización para satisfacer estas necesidades y la respuesta del paciente a tratamientos previos.

6. Identificación de oportunidades para mejorar los procesos. A través de la recolección y análisis de data relacionada.

7. Gestión de casos. Los elementos individuales del modelo de Gestión de Casos son los siguientes:
- Identificación de los usuarios de muy alta intensidad (VHIU) que requieren atención secundaria no planificada y la prestación posterior de cuidados intensivos.
- Gestión de la Enfermedad.

Fase de Inicio
-- Enlace con la información disponible y con las fuentes sobre las necesidades del paciente.
-- Enlace con otros centros de atención y organizaciones.
-- Planes de la organización para la provisión de cuidado al paciente acuerdos de referencias y transferencias.
-- Política y procedimientos definiendo los requerimientos de evaluación.

Fase de entrada
-- Disponibilidad de los servicios consistente con la misión, población y las capacidades de tratamientos o servicios de la que disponen para satisfacer las necesidades del paciente.
-- Revaluación del uso y del valor de la continuidad del cuidado en cuanto a satisfacer las necesidades del paciente.
-- Provisión de la información modelada tan necesaria para ayudar a otros a satisfacer las necesidades del paciente en cuanto a la continuación de la atención médica.

Dentro del entorno organizacional
-- Contienen flujo de servicios desde la evaluación hacia el tratamiento y la revaluación.
-- Coordinación del cuidado entre los diferentes especialistas y profesionales de la salud.

Fase de salida
-- Referencias directas a otros especialistas, u otra organización a fin de satisfacer las necesidades de cuidado del paciente
-- Reevaluación del uso y del valor del uso y del valor de la continuidad del cuidado para satisfacer las necesidades del paciente
-- Provisión de información o data para ayudar a otros a que puedan seguir supliendo las necesidades del paciente
-- Otras áreas funcionales se establecen en cuanto a soportar la continuidad del cuidado, incluyendo planeación del liderazgo y la gerencia de servicios, evaluación de los pacientes, el cuidado de los pacientes, educación del paciente y su familia, y la gerencia de la información

8. Gerencia de las enfermedades crónicas. La gerencia de enfermedades crónicas contempla:
• El uso de sistemas de información para acceder a los datos clave sobre los individuos y las poblaciones.
• La identificación oportuna de pacientes con enfermedades crónicas.
• La estratificación de los pacientes según el riesgo y nivel de atención: bajo, moderado y alto.
• La participación de los pacientes en su propio cuidado.
• La coordinación de la atención (a través de gerentes de caso).
• Participación de equipos multidisciplinarios.
• Soporte para auto-cuidado. Para aquellos pacientes con diagnóstico estable. Colabora con los pacientes y sus cuidadores para desarrollar los conocimientos, habilidades y confianza para cuidar de sí mismos y tratar su enfermedad con eficacia.

9. Medición del Desempeño. La medición del desempeño está en el corazón de todas las actividades para su mejoramiento. Una vez conocido el nivel existente de desempeño, el centro de salud puede establecer juicios sobre la estabilidad de los procesos existentes, identificando oportunidades para mejorías en cuanto a las acreditaciones, e identificando la necesidad de rediseñar los procesos, y decidir si las mejora un rediseño en los procesos alcanzó los objetivos.

Tanto la medición como la colección de la data, deben enfocarse simultáneamente en múltiples sujetos incluyendo:
• Proceso y resultados
• Un completo set de indicadores del desempeño
• Procesos de alto riesgo, alto volumen, o tendentes a problemáticas, incluyendo procedimientos operativos y de otro tipo, el uso de medicación el uso de sangre y componentes sanguíneos y
• Otros componentes[1] del desempeño tales como:

-- Necesidades, expectativas, y retroalimentación de los pacientes y otros
-- Resultados de actividades que se están llevando a cabo, diseñadas para el control de infecciones
-- La seguridad del ambiente de salud y
-- Data aportada por la Gerencia de Uso y gerencia de riesgo , que sean recogidas para cuestiones prioritarias seleccionadas para su mejoramiento. Esta data debe medir a su vez :
------ Las necesidades y las expectativas de los pacientes y de otros y el grado en el cual esas necesidades y expectativas han sido cumplidas
----- Deben estar relacionadas con dimensiones relevantes del desempeño
------ La visión del personal relacionada con el actual desempeño y las oportunidades de mejoramiento.

---

1   La frecuencia de las mediciones debe relacionarse con el proceso, los resultados medidos y el objetivo de las medidas. Una medida puede ocurrir en un momento y reportarse en otro.

10. Evaluación y procesamiento de la data: El centro de salud debe recolectar y analizar la data apropiadamente a fin de evaluar la y demostrar o no la pertinencia y la efectividad de la gerencia de calidad y evaluar si puede continuarse mejorando la efectividad de la misma[2]. Para ello el centro de salud debe establecer un proceso para evaluar la data colectada fin de determinar:

- Si alcanzaron las especificaciones del diseño para los nuevos procesos
- El nivel de desempeño y estabilidad de los procesos existentes
- Prioridades de posibles mejoramiento de los procesos existentes
- Acciones para mejorar los procesos de desempeño
- Cualquier cambio que puede resultar en una mejoría de los procesos
- La satisfacción del paciente
- Los proveedores

11. Mejoramiento continuo: Perfeccionar el desempeño de los procesos existentes y optimar los resultados, es el objeto de una función de mejoría del desempeño. Diseñar nuevos procesos, rediseñar procesos existentes, o la decisión de intervenir para aprovechar oportunidades de mejorar un proceso existente, centro de salud debe tener un enfoque sistemático que incluya:

La identificación de mejoras potenciales
- Examinación de posibles estrategias dirigidas hacia el cambio
- Evaluación de la data obtenida de los exámenes a fin de determinar si el cambio es producto de una mejoría en el desempeño
- Amplia y apropiada implementación de la estrategia seleccionada
- Registros de los resultados de las acciones dirigidas al mejoramiento
- Revisión de las acciones dirigidas al mejoramiento

Acciones correctivas: El centro de salud debe actuar para eliminar la causa de los errores y los problemas a fin de prevenir su recurrencia. Un proceso documentado debe ser establecido a fin de definir requerimientos para:

- Revisión de los problemas incluyendo quejas de los pacientes
- Determinar las causas de los problemas y de los errores
- Evaluar la necesidad es tomar acciones a fin de asegurar que tales errores no volverán a ocurrir
- Determinar e implementar las acciones necesarias
- Registrar los resultados de las acciones tomadas
- Revisión de los correctivos tomados

Acciones preventivas: El centro de salud debe determinar las acciones necesarias a fin de eliminar las causas de errores potenciales a fin de evitar su ocurrencia. Las acciones preventivas deben adaptarse de acuerdo a los efectos de los problemas potenciales. Un proceso documentado debe establecerse a fin de definir los requerimientos para:

Determinar inconformidades potenciales y sus causas
- Evaluar las necesidades de acción para prevenir la ocurrencia de problemas y errores
- Determinar implementar las acciones necesarias
- Registrar los resultados de las acciones tomadas
- Revisar la acciones preventivas tomadas

---

[2]   El proceso de evaluación debe ser interdisciplinario e interdepartamental.

II. Área Estratégica: Liderazgo y Gestión

1. Establecer Mecanismos para la asignación de responsabilidades

- La organización de salud debe establecer políticas y mecanismos dirigidos establecer responsabilidades de los directores de departamento, entre las cuales se cuentan:
- Integrar los servicios entre las funciones principales del centro de salud
- Coordinar e integrar servicios interdepartamentales
- Recomendar un número suficiente de personas edificadas incompetentes a fin de proveer servicio y tratamiento médico
- Evaluar y mejorar el desempeño del cuidado de los servicios ofrecidos por la organización
- Mantener programas de control de calidad y alcance del desempeño
- Orientar y proveer entrenamiento y educación continua a todo el personal de su departamento
- Participar en la selección de los recursos y servicios que no son prestados por los departamentos De la organización

2. Promoción del Liderazgo

El objetivo de la función de liderazgo enmarca la planificación, dirección, coordinación, provisión y mejoramiento de los servicios de salud dirigidos hacia la comunidad y las necesidades de los pacientes y que mejorarán los resultados generales de los servicios ofrecidos. A fin de alcanzar este objetivo, las funciones de liderazgo se describen como corresponde:

- Planificación de los servicios a través de la declaración de una misión reflejada en los planes estratégicos con una visión de futuro, distribución de los recursos y las políticas hospitalarias.
- La dirección de los servicios a través de personal dedicado al cuidado y soporte de los pacientes.
- La implementación y coordinación de los servicios. El liderazgo integra el cuidado del paciente y los servicios de soporte a través del hospital.
- El mejoramiento de los servicios, el liderazgo establece expectativas y planes, y herencia los procesos a fin de medir, evaluar y mejorar el desempeño de las actividades envueltas en la dirección, gerencial, y mecanismos clínicos y de soporte.
- Empoderamiento, promoviendo la participación activa del personal.
- Para efectuar un liderazgo efectivo, es necesario que los gerentes mantengan cercanía con los empleados. Deben desarrollar una comunicación efectiva, entre los proveedores y los pacientes.

CONCLUSIONES

En Venezuela, la coyuntura actual planteada por el SPNS resulta a la vez inquietante e interesante. La primera percepción responde a la curiosa sensación de que aparentemente no hay nada definido y lo único que existe es un camino por recorrer, donde casi todo está por hacer. Ello si partimos de que como organización, aún está en formación, por lo cual como ente no existe. La segunda apreciación surge de la cantidad de elementos y organismos involucrados en su proyecto, el número de recursos y años invertidos en su formación, y la apasionante historia que lo enmarca; porque de alguna manera hablar del SPNS es hablar del Sistema de Salud Venezolano, es hablar de la salud en Venezuela.

Si mencionar al SPNS significa futuro y evoca al pasado; entendiendo el ambiente operacional y yuxtaponiendo los resultados deseados con las brechas en el desempeño detectadas, se definen en este estudio caminos a considerar para su progreso, estrategias dinámicas que podrían ser aplicadas para fortalecer y desarrollar una mejor gerencia de salud en Venezuela.

De acuerdo con las brechas en el desempeño detectadas por el MPPS y la FMBA, se observa la necesidad de establecer mejoras en el área de la gerencia de procesos, de utilización, calidad y tecnología. Ésta última representada a través de elementos de hardware, sin considerar la Gerencia del Conocimiento, que vendría a ser la gran diferencia en cuanto a la optimización de los procesos y las estrategias de utilización. Desde ese punto de vista, se proponen maniobras relativas a estas dos últimas áreas.

La necesidad manifiesta en el área de la salud de contar con conocimientos pragmáticos, disponibles oportunamente en el lugar de la prestación del servicio a través de una gerencia proactiva, multifacética e integral, es palpable no sólo en Venezuela, sino en el mundo entero.

Sin embargo esta demanda no podrá satisfacerse a menos que se integren los principios de la Gerencia del Conocimiento dentro de los flujos de trabajo clínicos, al tiempo que se desarrollan entre los profesionales y especialistas del área, las competencias necesarias para sacar provecho de ello. Algo difícil de producirse en Venezuela, donde el Sistema es cerrado y mantiene relaciones jerárquicas esencialmente rígidas, los fenómenos de medición de resultados y retroalimentación se producen dentro de una cultura de auditoría coercitiva, y la única motivación, de existir alguna, se maneja a través de una pseudo ideología. Todo lo cual impide el aprendizaje organizacional pues para que éste se produzca se requiere de la competencia comunicacional y del libre flujo informativo.

La problemática planteada por el actual sistema de salud es del mismo tamaño que las necesidades de la población por que se mejore. Venezuela, clama por un sistema de salud eficiente. Los decesos debido a la inseguridad personal, los altos índices de insalubridad, el alto porcentaje de enfermedades crónicas, los ratios de factores de riesgo como tabaquismo, alcoholismo, deficiencias alimenticias, la mortalidad materno infantil, y el resurgimiento de enfermedades endémicas, así lo demuestran.

Pese a la fuerte inversión en propaganda, el gasto público en materia de salud continúa siendo deficiente y para el venezolano promedio el acceso a la salud está restringido. El área pública no cubre las necesidades de la población y debido al bajo ingreso per cápita, el acceso a la salud en el ámbito privado es limitado, todo lo cual empeora, debido a que la concepción de seguridad social sigue estando vinculada a los trabajadores, y la seguridad social como derecho universal, simplemente no existe.

Los ciudadanos venezolanos, requieren hoy más que nunca de un sistema con una gestión transparente que sincere y optimice la inversión pública y les permita disfrutar del servicio que ofrece la Constitución Nacional, verdaderamente público universal y gratuito.

RECOMENDACIONES

En la actualidad, salvo contadas excepciones, es posible afirmar que ningún sistema de salud está aislado, sino que se mantienen, crecen y perduran en el tiempo gracias a una compleja red de experiencias garantizadas por un adecuado flujo informativo, debido a que cada uno responde a la consecución de objetivos similares que definen su razón de ser.

Independientemente de su funcionamiento, origen, nomenclaturas, lenguajes, o las diferentes percepciones culturales que los enmarcan, los sistemas de salud apuntan en líneas generales a: garantizar la calidad del servicio, la prestación de un servicio eficiente, procurar el mejor uso de los recursos con los que cuentan, garantizar el acceso a los servicios de salud a la mayor parte de la población beneficiaria (acceso físico o geográfico, acceso financiero, y acceso a médicos y a personal especializado), procurar el aprendizaje organizacional, y lograr que las organizaciones sean sostenibles, permaneciendo y desarrollándose en el tiempo.

Ello demuestra que si bien cada sistema responde a características particulares producto de su historia, cultura y entorno político-económico, el estudio de las diferentes escuelas de pensamiento y de las mejores prácticas gerenciales, tendencias y estrategias implementadas en otros países, permiten establecer patrones, similitudes y diferencias en cuatro a procesos, facilitando la definición de modelos alternativos, y estrategias aplicables a una realidad particular, en este caso, el Sistema Público Nacional de Salud en Venezuela.

La viabilidad de tales soluciones y opciones estarán determinadas por el grado de conocimiento que se tenga del Sistema intervenido, de sus características y brechas de desempeño.

A tal sentido, la teoría de la complejidad puede ser de gran utilidad para construir intervenciones coherentes y eficaces destinadas a la mejora del sistema, debido a que incluye en su análisis los efectos moderadores y las laberínticas interacciones y fenómenos emergentes del mundo real. Desde el punto de vista de los Sistemas Complejos Adaptativos (SCA) ofrece nuevas formas de pensar sobre los tratamientos de pacientes en la práctica clínica, el liderazgo, el entorno político y socio-económico y a escala macro, todo el sistema sanitario.

Sus herramientas permiten estudiar a las organizaciones o a los sistemas de salud en forma dinámica y realista, pues se basa en la interacción entre sus agentes o actores y cómo las mismas producen fenómenos emergentes, todo lo cual proporciona grandes ventajas para la generación de modelos.

En el caso de la propuesta de estrategias o intervenciones, como se las denomina en el campo de la complejidad, se recomienda sean flexibles, redundantes y orientadas a la consecución de varios objetivos a la vez.

A la hora de diseñar modelos o intervenciones estratégicas, resulta de gran utilidad, pensar en áreas de competencia gerencial, en vez de aislar las estrategias, vinculándolas solamente con el logro de objetivos o la satisfacción de necesidades, debido a que un área de competencia ofrece muchos otros elementos implícitos en su propia teoría y escuelas de pensamiento conexas. Es mucho más enriquecedor y amplio, establecer intervenciones a partir de un área de competencia gerencial, que intentar extraer de ella estrategias aisladas. La visión holística es parte de la concepción natural de los SCA.

La perspectiva aportada por los SCA, resulta de suma utilidad en cuanto a sistemas cuyas interacciones no están delimitadas, como es el caso del MPPS, la FMBA y el SPNS. Para cada uno de ellos, sus enfoques en cuanto a SCA son ilimitados, así como infinitas resultan las combinaciones entre posibilidades y resultados, permitiendo proyectar acciones contingentes frente a cada combinación posible.

Siendo que este trabajo pretende constituirse en punto de partida para posteriores investigaciones sobre el tema, con base a las conclusiones alcanzadas se establecen las siguientes recomendaciones:

1. Debido a la complejidad intrínseca en los sistemas de salud, es preferible estructurar la investigación de acuerdo con los niveles del sistema . Por ejemplo:
• El Sistema Venezolano como sistema compuesto por muchos sub-sistemas.
• Los subsistemas integrados por muchas organizaciones.
• Los subsistemas per se.
• Las organizaciones per se.

2. Profundizar en el uso de herramientas analíticas que ofrece la Teoría de los Sistemas Complejos Adaptativos, en especial la generación de modelos matemáticos o por computadora.

3. Debido a la carencia de datos y estadísticas oficiales o a su poca confiabilidad, es recomendable la obtención de data empírica mediante el diseño de trabajo de campo por nivel. Por la misma razón es necesario triangular la data mediante fuentes distintas.

4. En éste trabajo se presentan las estrategias referentes a la Gerencia de Procesos, sin embargo sería de gran utilidad contar con intervenciones enfocadas hacia otras áreas de competencia gerencial: Gerencia de la Calidad, Gerencia de la Utilización, Gerencia de acceso, Gerencia del Conocimiento, etc.

5. El Sistema de Salud Venezolano resulta fascinantemente complejo, entre otros aspectos, porque incluye un sistema paralelo (La Fundación Misión Barrio Adentro) y porque las fuentes de financiamiento no están definidas, al menos no oficialmente. Por lo cual, profundizar en las áreas relativas al financiamiento, estructuras de costos, gastos e integración de recursos, resultan indispensables para comprender el sistema y sus posibilidades de modelado.

6. Es este trabajo, la determinación de procesos susceptibles de ser mejorados por medio de la

adecuación de su praxis gerencial, efectuada como ejercicio académico, no incluyó la ponderación de las capacidades reales de implementación de las estrategias propuestas. Lo cual se considera de suma importancia en cuanto a que permite calificar las mismas. Se sugiere que en próximos estudios, se incluyan:

- Grado de viabilidad política y apoyo comunitario a la estrategia,
- Capacidad de pago de la organización (si cuenta con los recursos para pagar los costos asociados con las estrategias propuestas).
- Tiempo necesario para la ejecución.
- Evidencia empírica de que la estrategia sea eficaz.
- Si la estrategia se encuentra entre las prioridades de las partes interesadas.

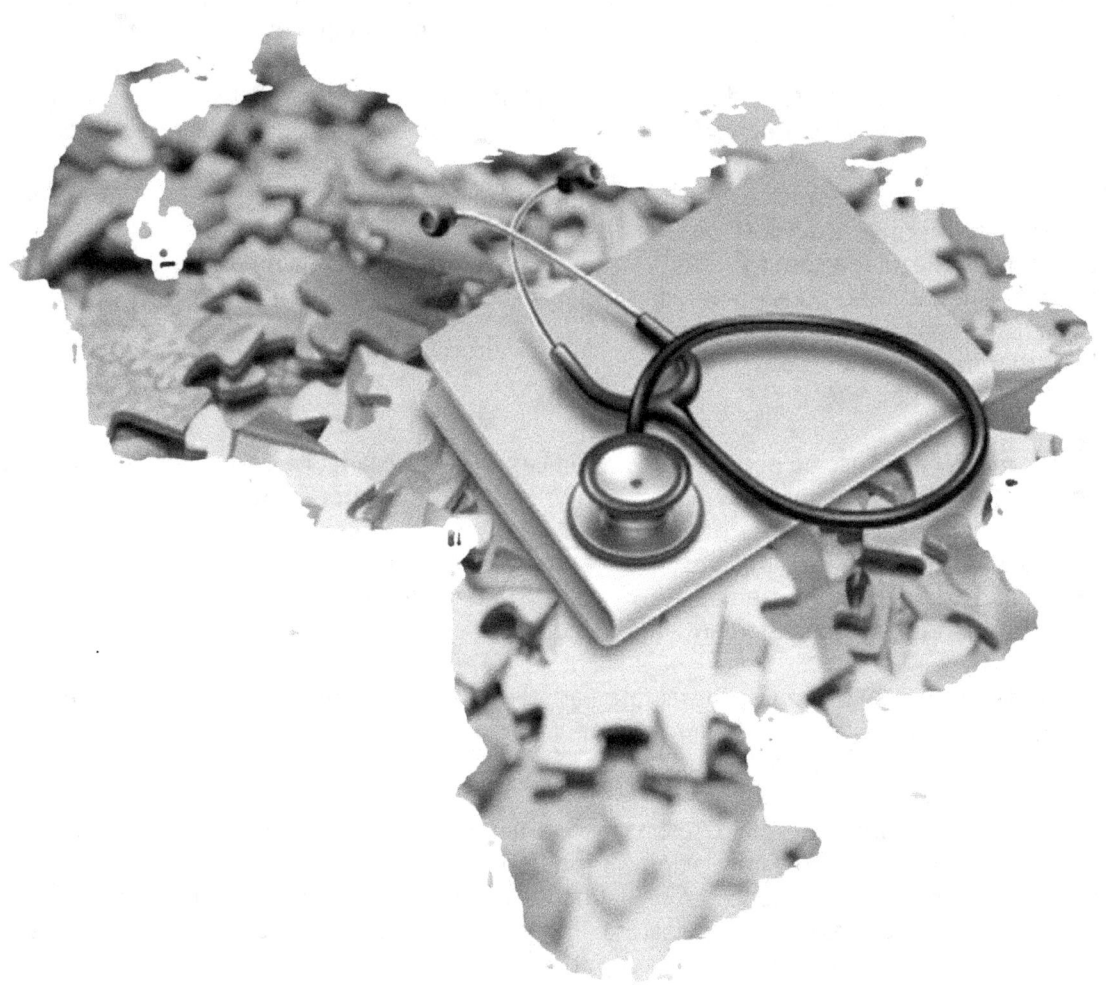

REFERENCIAS BIBLIOGRÁFICAS

About Complex Systems. (2011). Retrieved diciembre 15, 2011, from New England Complex Systems Institute: http://www.necsi.edu/guide/study.html

AHRQ Health Care Innovations Exchange. (2008, October). PostDischarge Telephone Follow-Up with Chronic Disease Patients Reduces Hospitalizations, Emergency. Agency for Healthcare Research and Quality, US Department for Health and Human Services. Rockville, MD, USA: AHRQ.

Albert J. Mills. Saint Mary's University, H. N., Durepos, G., & Wiebe, E. (Eds.). (2010). Encyclopedia of case study research (Vol. 1). Thousand Oaks, California, USA: SAGE Publications, Inc.

American Nurses Association, Nurses' Associated Alumnae of the United States, American Society of Superintendents of Training Schools for Nurses, National League of Nursing Education (U.S.). (1909). The American journal of nursing. The American journal of nursing, 9(American Nurses Association, Nurses' Associated Alumnae of the United States, American Society of Superintendents of Training Schools for Nurses, National League of Nursing Education (U.S.)).

Anastas, J. W. (1999). Research design for social work and the human services. New York, New York, USA: Columbia University Press.

ASHRM ((American Society for Healthcare Risk Management). (2010). ASHRM 2010 Health Reform Summary of Key Provisions. USA: ASHRM (American Society for Healthcare Risk Management).

Audi, T. y. (2010, Diciembre 10). Assembling the Global Baby. (Wall Street Journal) Retrieved Marzo 21, 2011, from online.wsj.com: http://online.wsj.com/article/SB10001424052748703493504576007774155273928.html

Auerbach, C. F. (2003). Qualitative data : an introduction to coding and analysis. New York, NY, USA: New York University Press books.

Ayres, L. K. (2003). Within-Case and Across-Case Approaches to Qualitative Data Analysis. Qualitative Health Research, 13: 871.

Bali, R. (2010). Knowledge Management for Healthcare. (J. H. Michael Christopher Gibbons, Ed.) Baltimore, Maryland, USA: Springer Science+Business Media, LLC.

Bali, R. K. (Ed.). (2007). Knowledge Management for Healthcare. New York, NY, USA: Springer Science+Business Media, LLC.

Bali, R. K. (2007). Knowledge Management: Issues, Advances, and Successes. New York, NY, UK: SpringerScience+Business Media, LLC.

Becerril, B. A.-L.-J. (2011, Enero). Sistema de salud de Venezuela. Salud Publica, 53, 2:S275-S286.

Boyle, S. (2008). The UK Health Care System.

Boyle, S. (2011). Entrevista. (L. Nesterovsky, Interviewer) Londres, UK.

Bradley, E. H. (2010). Developing strategies for improving health care delivery. Guide to Concepts, Determinants, Measurement, and Intervention Design. Health, Nutrition, and Population Family (HNP) of the World Bank's Human Development Network. Washington, DC: The International Bank for Reconstruction and Development / The World Bank.

Brunt, B. (2008). Evidence-Based Competency Management for the Emergency Department (2da ed.). Marblehead, MA, USA: HCPro, Inc.

Buff, S. (2010). Health care providers. New York, NY, USA: Infobase Publishing, Inc.

Carayon, P. (2011). Handbook of Human Factors and Ergonomics in Health Care and Patient Safety, Second Edition (Vol. 2nd edition). Boca Raton, FL, USA: CRC Press Taylos & Francis Group.

Centers for Disease Control and Prevention (CDC). (2012). Behavioral Risk Factor Surveillance System Survey Data. . Department of Health and Human Services . Atlanta, Georgia: U.S. : Department of Health and Human Services .

Centre for Workforce Intelligence . (2012). About Us. Retrieved 04 02, 2012, from Centre for Workforce Intelligence : http://www.cfwi.org.uk/about

Che, M. B. (2005). Fragile Fracture Care Management Program. The Permanente Journal, 9, 13-15.

Coffey, T. (2007). Long term-conditions Workstream. London.

Crane, R. M. (2010). Introduction to Kaiser Permanente. In K. P. Policy (Ed.). Ca, USA: Kaiser Permanente.

Creswell, J. W. (2006). Qualitative Inquiry and Research Design: Choosing among Five Traditions (2 da ed.). Ca, USA: Sage Publications, Inc.

Crisp, N. (2010, 01 21). Turning the World Upside Down: The Search for Global Health in the 21st Century. (P. Clark, Interviewer) Aspen Global Health and Development.

Daft, R. L. (2012). Organization Theory and Design (10 ed.). US: Cengage Learning EMEA.

Darlington, Y. D. (2002). Qualitative research in practice: tories from the Field (1 ra ed.). USA: Open University Press.

Dávila, E. (2008, 07). Medicina privada ¿un negocio poco lucrativo? VenEconomía Mensual, 25 No 10.

Davis, K. (2010). 2010 Annual Report President's Message, Realizing the Potential of Health Reform. USA: The Commonwealth Fund.

Davis, K. K. (December 2009). The Costs of Failure: Economic Consequences of Failure to Enact Nixon, Carter, and Clinton Health Reforms. Retrieved marzo 13, 2011, from The Commonwealth Fund Blog: http://www.commonwealthfund.org/Content/Blog/The-Costs-of-Failure.aspx#citation

Department of Health . (2002). Making Information Count: A Human Resources Strategy for Health Informatics Professionals . London: NHS DH.

Department of Health. (2012). Equity and excellence: Liberating the NHS. London: NHS.

DiFelice, K. (2011, 09 02). Ley Orgánica de Ciencia Tecnología e Innovación . Retrieved 04 04, 2012, from Aplicación de Sinapsis en Telesalud fortalecerá la atención primaria especializada en zonas rurales: http://www.locti.co.ve/inicio/noticias-software-libre/2870-aplicaci%C3%B3n-de-sinapsis-en-telesalud-fortalecer%C3%A1-la-atenci%C3%B3n-primaria-especializada-en-zonas-rurales.html

Donald, N. (2010). Systems Thinking, Complexity Theory and Transnational Management. Otago Management Graduate Review, Volume 8, 1-12.

Douglas, M. (1985). Measuring Culture: A Paradigm for the Analysis of Social Organization. New York: Columbia University Press.

Dowling B, S. R. (2006). Accountability in primary care: the influence of governance structure. (D. H. Tavakoli M, Ed.) In Reforming Health Systems: Analysis and Evidence.

Dunn, R. (2006). Haimann's healthcare management (8th ed. ed.). (J. Davis, Ed.) Chicago, IL, USA: Health Administration Press.

East Midlands Procurement and Commissioning Transformation (EMPACT). (2010). Utilization Review. Derbyshire: EMPACT.

Edwards, E. (2007). Case-Based Versus Variable-Based Methods: Methodological Challenges for the Twenty First Century. In U. o. Manchester (Ed.), ESRC Research Programme:. Manchester, UK: University of Manchester.

El Morry, y. J. (2009). Knowledge Management in Health care . York: York University.

Fried, B. J. (Ed.). (2008). Human resources in healthcare: managing for success (3 ra ed.). Chicago, IL, USA: Foundation of the American College of Healthcare Executives.

Funderburk, M. (2011). Organizational Culture from a Complex Dynamic Systems Perspective. System Models of Organizational Behavior, 46-89.

Gaines, D. y. (2008). Performance Consulting: A Practical Guide for HR and Learning Professionals. San Francisco, Ca, USA: Berrett-Koehler Publishers.

Gamalski, I. (2008). An evaluation of health research methodology in The Literature. Ypsilanti, Michigan, USA: Honr thesis Eastern Michigan University.

Garfield Innovation Center, Kaiser Permanente . (2010). Healthcare Innovation Center. Retrieved from Garfield Innovation Center: http://xnet.kp.org/innovationcenter/about/innovation_workshop.htm

Geoffrey Marczyk, D. D. (2006). Essentials of research design and methodology. Hoboken, New Jersey, USA: John Wiley & Sons, Inc.

Gibbons, M. C. (2005). A Historical Overview of Health Disparities and the Potential of eHealth Solutions. Journal of Medical Internet Research .

Gillham, B. (2000). Case Study Research Methods (1 ed., Vol. 1). London: Real World Research.

Graebe, J. (2008). Knowledge Management Strategy. Heatherwood and Wexhan Park Hospitals .

Grant Makers Health. (2011). Preventios: Keystone in the Architecture of Health Reform. Grant Makers Health. Washington, DC: Grant Makers Health.

Greener, I. (2009). Healthcare in the UK: Understanding continuity and Change. Bristol, UK: The Policy Press, University of Bristol.

Hall, B. W. (2008). The New Human Capital Strategy: Improving the Value of Your Most Important Investment-- Year After Year. USA: AMACOM Div American Mgmt Assn.

Halvorson, G. (2009). Health Care Will Not Reform Itself: A User's Guide to Refocusing and Reforming American Health Care. Taylor and Francis.

Hancock, D. R. (2006). Doing case study research : a practical guide for beginning researchers (1 ra ed.). New York, NY, USA: Published by Teachers College Press.

Harris, M. G. (2005). Managing health services: concepts and practice. Elsevier Australia.

Haynes Sanstad, K. (2010). A Nation of Immigrants Revisited. Kaiser Permanente, Diversity. Northern CA: Kaiser Permanente.

Health Dialog. (2007). Combined Predictive Model. Cambridge: The King's Fund.

Health, S. o. (1998). A first class service: quality in the new NHS. London: Department of Health.

Helbing, D. S. (2011). How to Do Agent-Based Simulations in the Future: From Modeling Social Mechanisms to Emergent Phenomena and Interactive Systems Design. Santa Fe, Nuevo Mexico, USA: Santa Fe Institute.

Hernandez S., R. y. (2010). Metodología de la investigación (Vol. 5). Mexico: McGraw-Hill.

Holland, W. W. (2011, 06 04). Entrevista Dr Dr. Walter W Holland. (L. Nesterovsky, Interviewer) Londres, Reino Unido.

Horowitz, M. (2010). Health Care Management. NY: Fergusson Publishing.

Hutt, R. y. (2004). Case-managing Long-term Conditions . London: Kings Fund.

Imison, C. y. (2011). Commissioning for the future: Learning from a simulation of the health system in 2013/14. (C. Thomas-Varcoe, Ed.) London, UK: The King's Fund.

Informática Gestión XXI. (n.d.). Las noticias - Tecnologia. Retrieved 04 07, 2012, from Informática Gestión XXI: http://www.gestionxxi.com.ve/

International Encyclopedia of Public Health. (2008). International Encyclopedia of Public Health (1 ed.). (K. H. Stella Quah (Editor), Ed.) Academic Press.

J.D. Power and Associates. (2011). Account Servicing and Problem Resolution Matter More to Employer Satisfaction with Health Plans than Cost or Product Offerings. Retrieved 04 11, 2012, from J.D. Power and Associates : http://businesscenter.jdpower.com/news/pressrelease.aspx?ID=2011088

Janecka, I. P. (2009, enero). Is U.S. health care an appropriate system? A strategic perspective. Health Research Policy and Systems, 13.

Jennex, M. E. (2007). Knowledge Management in Modern Organizations. Hershey, Pensilvania: Idea Group Inc.

Jones, Robert y Fiona Jenkins. (2007). KEY TOPICS IN HEALTHCARE MANAGEMENT: understanding the big picture. (R. y. Jones, Ed.) London, UK: Radcliffe Publishing,.

Kaiser Permanente. (2011). Quality, Program Description. Oakland, CA, USA: Kaiser Permanente.

Kaiser Permanente. (2012). About Kaiser Permanente. Kaiser Permanente News Center. Oakland, CA, USA. Retrieved Marzo 18, 2012, from http://xnet.kp.org/newscenter/aboutkp/healthconnect/index.html

Kenney, C. (2009). The Best Practice: How the New Quality Movement is Transforming Medicine. USA: PublicAffairs.

Keslar, L. (2007). Care Across Cultures. Massachusetts General Hospital.

Kominski, G. F. (2011). Entrevista a Gerald F. Kominski, Ph.D. (L. Nesterovsky, Interviewer) Los Angeles, USA.

KP. (2012). Utilization Review–Kaiser Permanente Northwest. SF: Kaiser Permanente.

Lawton Robert Burns y Elizabeth H. Bradley, B. J. (2011). Shortell and Kaluzny's Healthcare Management: Organization Design and Behavior. Independence, KY, USA: Cengage Learning.

Lebci, R. M. (2006). Health Care Management: The Contribution of Systems Thinking. University of Hertfordshire, Management Systems, Business School . Hatfield: University of Hertfordshire.

Leischow, S. J. (2008). Systems Thinking to Improve the Public's Health. American Journal of Preventive Medicine, S196-S203.

Leiyu, S. y. (2010). Essentials of the U.S. health care system (2da ed.). Sudbury, MA, USA: Jones and Bartlett Publishers, LLC.

Levine, S. (2007). Driving Performance Through Partnership Integration Physician Responsibility. The Permanente Medical Group.

Liang, L. (Ed.). (2010). Connected for Health: Using Electronic Health Record to transforn Healthcare Delivery (1ra ed.). San Francisco, CA, USA: Jossey Bass.

Liebowitz, J. y. (2010). Knowledge management in public health. Boca Raton, FL, USA: Taylor and Francis Group, LLC.

Light, D. W. (2003). Universal Health Care: Lessons From the British Experience. American Journal of Public Health Light |, Vol 93, 25-30.

Locke, E. A. (2009). Handbook of principles of organizational behavior. (E. Locke, Ed.) Chichester, UK: John Wiley & Sons Ltd.

Locke, K. (2007). Composing qualitative research (2 da ed.). Thousand Oaks, California, USA: Sage Publications, Inc.

Maani, K. y. (2007). Systems Thinking, System Dynamics: Managing Change and Complexity. New Zealand: Pearson.

Mandeville, K. (2011, 03 25). Entrevista Dra. Kate Mandeville MBBS BSc MSc MFPH. (L. Nesterovsky, Interviewer) Londres, Reino Unido.

McCarthy, D. (2009). Kaiser Permanente: Bridging the Quality Divide with Integrated Practice, Group Accountability, and Health Information Technology. Commonwealth Fund. UK: Commonwealth Fund.

McCarthy, D. a. (2009). Organizing for Higher Performance: Case Studies of Organized Delivery Systems. Series Overview, Findings, and Methods. the Commonwealth Fund Commission on a High Performance.

McCarthy, D. K. (2008). Douglas. Organized Health Care Delivery System . Ca, USA: Commonwealth Fund.

McElroy, M. (2002). The New Knowledge Management: Complexity, Learning, and Sustainable Innovation (KMCI Press). Burlington: Butterworth-Heinemann.

McInerney, C. R. (2011). Knowledge Management (KM) Processes in Organizations: Theoretical Foundations and. (U. o. Gary Marchionini, Ed.) USA: Morgan & Claypool.

Medical Quack. (2009, march miercoles). Medical Quack. Retrieved marzo 12, 2011, from Health-Vault Connects with eClinicalWorks EHR, NextGen EHR/EMR Systems and more…: http://ducknetweb.blogspot.com/2009/03/healthvault-device-connector-works-with.html

Merenich, J. A. (2007, October). Mortality Reduction Benefits of a Comprehensive Cardiac Care Program for Patients with Occlusive Coronary Artery Disease. Pharmacotherapy, pp. 1370–78.

Mills, A. J. (2010). Encyclopedia of case study research (Vol. Vol 2). USA: SAGE.

Mills, A. J. (2010). Encyclopedia of Case Study Research. Thousand Oaks, California, USA: SAGE Publications, Inc.

Muller, H. (2011). The Transformational CIO: Leadership and Innovation Strategies for IT Executives in a Rapidly Changing World. Hoboken, NJ, USA: John Wiley & Sons.

National Committee for Quality Assurance. (2008). Quality Compas 2008. Washington DC: NCQA.

NHA Quality Observatories. (2012). Quality Observatories in England. Retrieved 04 02, 2012, from NHA Quality Observatories: http://www.qualityobservatory.nhs.uk/

NHS. (2011). Case Management Programme, Community Matrons Operational Policy. Community Health Integrated Governance. Walsall: NHS.

NHS. (2012). Quality, Innovation, Productivity and Prevention (QIPP). Retrieved 04 02, 2012, from evidence.nhs: https://www.evidence.nhs.uk/qipp

NHS Connecting for Health. (2009). Learning to Manage Health Information: a theme for clinical education. Making a Difference . London: NHS.

NHS Connecting For Health. (2011). Knowledge Management in transition. UK. Retrieved 04 02, 2012, from http://www.connectingforhealth.nhs.uk/systemsandservices/icd/knowledge/transition

NHS Institute for Innovation and Improvement. (2012). How we work. Retrieved 04 02, 2012, from NHS Institute for Innovation and Improvement: http://www.institute.nhs.uk/innovation/innovation/how_we_work.html

NHS Treatment Measurement Team. (2012). Referral to Treatment Waiting Times Statistics. Retrieved 04 02, 2012, from NHS Statistical: http://www.dh.gov.uk/en/Publicationsandstatistics/Statistics/Performancedataandstatistics/ReferraltoTreatmentstatistics/index.htm

OECD (Organisation for Economic Cooperation and Development). (2009). Health at a Glance 2009 (OECD INDICATORS). Paris, Francia.

Office of Public Sector Information. (2010). NHS 2010–2015: from good to great. preventative, people-centred, productive. NHS. London, UK: TSO (The Stationery Office).

OMS/OPS. (1978). Declaración de Alma-Ata. Revista SILOS, No. 5.

Orme Judy, J. P. (Ed.). (2007). Public Health for the 21st Century: NEW PERSPECTIVES ON POLICY, PARTICIPATION AND PRACTICE (2 da ed.). Berkshire, UK: Open University Press / McGraw-Hill Education.

Pérez Lugo, J. S. (2008, Mayo - Agosto). Modelos de gestión de la salud en Venezuela en la década de los 90. Revista de Ciencias Sociales (RCS), Vol. XIV, 346 - 357.

Phillips, A. (2003). Healthcare Management Dictionary. Abingdon, Oxon, UK: Radcliffe Medical Press Ltd.

Pope, C. y. (2006). Qualitative research in health care (3 rd edition ed.). Malden, Massachusets, USA: Blackwell Publishing ltd.

Porter Michael E., E. O. (2006). Redefining health care: creating value-based competition on results. Watertown, MA, USA: Harvard Business Press.

Qualitative research in practice: stories from the field. (n.d.).

Raza, S. S. (2008). Healthcare Knowledge Management: The Art of the Possible. Dalhousie University, NICHE Research Group, Faculty of Computer Science. Hallifax, CA: © Springer-Verlag Berlin Heidelberg.

Ross, M. (2011, 03 14). Entrevista. (L. Nesterovsky, Interviewer) Oakland , California, USA.

Rouse, W. B. (2008). Adaptive System: Implications for Design and Management. (G. Bugliarello, Ed.) The Bridge, Vol. 38(Engineering and the Health Care Delivery System).

Rowley, R. M. (2010, June). Using EMRs to close the communication gap between PCPs and specialists. Retrieved marzo 12, 2010, from Physician insight of EHR or healthcare IT topics: http://www.ehrbloggers.com/2010/06/using-emrs-to-close-communication-gap.html

Sage, A. P. (2009). Handbook of Systems Engineering and Management. Hoboken, NJ, USA: John Wiley and Sons.

Saltiel, M. (2010). No need to flinch: The need for NHS reform. A comparative review of the condition of the NHS. . The free-market thinktank.

Sanderson, I. (2000). Evaluation in Complex Policy Systems. Policy Research Institute, Leeds Metropolitan University, UK. London, UK: Sage Publications.

Sare, M. V. (2010). STRATEGIC PLANNING FOR NURSES: Change Management in Health Care. Sudbury, MA, USA: Jones and Bartlett Publishers, LLC.

Savin-Baden, M. y. (Ed.). (2010). New Approaches to Qualitative. Wisdom and uncertainty (1 ra ed.). Abingdon, OX, Canada: Routledge.

Schilling, L. J., & Patti Harvey, L. F. (2011). How Kaiser Permanente became a continuous learning organization. Oakland, Ca: Kaiser Permanente.

Schneider, M. y. (2006). Organizations as complex adaptive systems: Implications of Complexity Theory for leadership research. The Leadership Quarterly, 17, 351–365.

Senge, P. M. (2010). The Fifth Discipline: The Art and Practice of the Learning Organization (4 ta ed.). New York , New York , USA: Random House Business Books.

Sheaff, R. y. (2006). Can learning organizations survive in the newer NHS? BioMed Central Ltd Part of Springer Science+Business Media. UK: Implementation Science.

Shih, A. M. (2008). Organizing the U.S. health care Delivery SyStem . The Commonwealth Fund Commission on a High Performance Health System, COMMISSION ON A HIGH PERFORMANCE HEALTH SYSTEM. The Commonwealth Fund Commission on a High Performance Health System.

Silverman, D. (2008). Doing Qualitative Research: a comprenhensive guide. London, UK: Sage Publications Inc.

Somervill, B. A. (2007). Clara Barton: Founder of the American Red Cross. Mineapolis, MN, USA: Compass Point Books.

Srivastava, A. y. (2009). Framework Analysis: A Qualitative Methodology for Applied Policy Research. Journal of Administration & Governance Department of Management Monash University , 4, 72-79.

Stacey, R. (2007). Strategic Management and Organisational Dynamics (5ta ed.). London, UK: Prentice Hall.

Stein, K. V. (2010). The Cause for Action? Decision Making and Priority Setting in Integrated. Tesis. Viena, Austria: Vienna University of Economics and Business.

Stewart, R. (2002). Evidence Based Management. Abingdon, UK: Radcliffe Medical Press Ltd.

Tait, A. y. (2010). Strategic management and organisational dynamics: the challenge of complexity to ways of thinking about organisations. (A. (. Tait, Ed.) Charlotte, NC, USA: Information Age Publishing.

The Henry J. Kaiser Family Foundation. (2010). EXPLAINING HEALTH CARE REFORM: Key Changes to the Medicare Part D Drug Benefit Coverage Gap. Menlo Park , Ca, USA: The Henry J. Kaiser Family Foundation.

Thomé, D. C. (2009). Mid Staffordshire NHS Foundation Trust: A review of lessons learnt for commissioners and performance managers following the Healthcare Commission . Department of Health.

Wainwright, D. (Ed.). (2008). A Sociology (1 ra ed.). London, UK: SAGE Publications Ltd.

Waritay, M. (2009). Some insights into the national healthcare systems of the United Kingdom and the Netherlands. In W. a. Currie, & W. C. Finnegan (Ed.), Integrating Healthcare With Information and Communications Technology (p. 286). Radcliffe Publishing, Buckinghamshire, UK: Radcliffe Publishing.

Weber, T. y. (2007, Febrero 15). UC San Francisco takes over last part of Kaiser's kidney transplant program. Los Angeles Times.

Westwood, N. y. (2007). Eliminate NHS losses by. Operations Management, pp. 26-30.

WHO. (2009). Systems thinking for health systems strengthening. (D. d. Adam, Ed.) Geneva: Alliance for Health Policy and System Research .

Wiig, K. M. (1999). Knowledge Management: An Emerging Discipline Rooted in a Long History. (D. C. Despres, Ed.) Arlington, Texas, USA: Knowledge Research Institute, Inc.

Wolf, J. A. (2011). Organization Development in Health Care: A Guide for Leaders. (J. (. Wolf, Ed.) Charlotte, NC, USA: Information Age Publishing.

Wood, M. y. (2010). Are 'Qualitative' and 'Quantitative' Useful Terms for Describing Research? Methodological Innovations Online, 5(1), 56-71.

Woodside, A. G. (2010). Bingley, UK: Emerald Group Publishing Limited.

World Health Organization (WHO). (2011). Etadisticas Sanitarias Mundiales 2011. Ginebra: Ediciones de la OMS, Organización Mundial de la Salud,.

Wynn, A. (2011). Knowledge Management Strategy. Derby: Business Intelligence Unit.

Yin, R. (2003). Case Study Research: Design and Methods, Third Edition, Applied Social Research Methods Series (3 ra ed., Vol. 5). Thousand Oaks, CA, USA: Sage Publications, Inc.

Yin, R. K. (2011). Qualitative research: From Start to Finish. New York, NY, USA: The Guilford Press.

Zhou Y. Y., T. G. (2007). Patient Access to an Electronic Health Record with Secure Messaging: Impact on Primary Care Utilization. American Journal of Managed Care, 418–24.

Zieger, A. (2010, Agosto 10). The nextHospital Manifesto. (nextHealth Media) Retrieved Marzo 12, 2001, from Kaiser, the whistleblower and the $3 billion EM: http://nexthospitalmanifesto.wordpress.com/2010/08/10/kaiser-the-whistleblower-and-the-3-billion-emr/

Zuckerman, A. M. (2005). Healthcare strategic planning (2da ed.). Chicago, Illinois, USA: Health Administration Press.

www.ingramcontent.com/pod-product-compliance
Lightning Source LLC
Chambersburg PA
CBHW081455170526
45166CB00008B/2441